お疲れオトナ女子のための!

見た目と
カラダと
ココロが

まいにち若返る人の習慣

根来秀行

日本文芸社

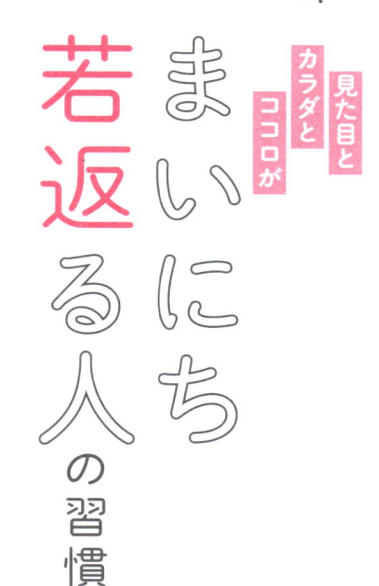

近頃、何だか肌の調子が変わってきた。

白髪も増えたし、抜け毛も多いような。
食べる量は変わらないのに、
プニプニ感がアップしっぱなし。

夜中や明け方に目が覚めて、
よく眠れてスッキリ！は、もはや憧れ、
朝起きると口の中が乾いてカラカラ。

「あれ、あれ！」

「だから、あの人！」

「あそこ何だっけ」が頻発……。

以前のようなやる気が出ないし、
面白いと思うことも減った。

潤いと体力はどんどん減って、
薬に頼る機会は増える一方。

まあ、しょうがない。若くないですし。

そんな風に思っていませんか？
でもちょっと待ってください。

同年齢でも、元気で全身が若々しい人っていますよね。
肌にも表情にも動きにもハリがあるような、素敵な人。
だから、しょうがないと諦めることは何ひとつありません！

老ける人と老けない人の差は、
どこにあるのでしょう。

ヒントは「毛細血管」をはじめとする
体中に隠されています。

「人は毛細血管とともに老いる」といえます。
つまり、体のすみずみまで張り巡らされた

毛細血管たちを元気に保つことが大切。
そのためには、体のリズムを整える「体内時計」や
体と心を癒やして潤す「ホルモン」、
体の機能を調整する「自律神経」に
機嫌よく働いてもらうことが欠かせません。

やり方はいたってシンプル。
体の「毎日若返る仕組み」を整えることです。
さあ、はじめましょう。

はじめに

女性約87歳、男性約81歳。これは、2016年の日本人の平均寿命です。単純に計算すると、40歳なら人生はまだ折り返し前。100歳まで生きるのも、珍しいとはいえない時代がやってきました。

しかし、寿命が延びても、いつまでも若く健康なままでいられるわけではありません。だれもが年をとるにつれ、多かれ少なかれ体の痛みや不調を訴え、生活習慣病につながるケースも増えてきます。そこで初めて「ただ長生きするのではなく、いつまでも若々しく元気でいたい！」と思うようになるのです。

こうして、病気の治療を目的とする医学とは違う視点で生まれたのが、病気や老化の予防を目的とする「アンチエイジング」という学問です。かつて、アンチエイジングといえば、女性の美容法と思われることが多かったのですが、今やアンチエイジングは医学、研究の対象です。アメリカでは盛んに研究が行われ、僕が所属するハーバード大学はもちろん、多くの大学や研究機関でも画期的な研究成果が続々と発表されています。

僕は、ハーバード大学で主に内科、睡眠医学や、アンチエイジングに関わる研究を行っていますが、そこを軸に世界をリードする研究が広がっています。2000年に「長寿遺伝子」（52ページ参照）を見つけたのは、ハーバード大学のポール・グレン財団のメンバーで、マサチューセッツ工科大学のレオナルド・ガレンテ教授。親友であるハーバード大学教授、ジャック・ショスタク博士は、寿命に関わる「テロメア」（55ページ参照）を発見し、2009年にノーベル医学・生理学賞を受賞しました。

そしてついに、2017年には、僕の研究テーマでもあり著書でも度々解説している「体内時計」とそれをコントロールする「時計遺伝子」（64ページ参照）、そのメカニズムを解明した、アメリカのブランダイス大学ジェフリー・ホール博士とマイケル・ロスバシュ博士、ロックフェラー大学のマイケル・ヤング博士の3氏が、ノーベル医学・生理学賞を受賞！　いずれも、人間の健康と寿命に関わる大きな成果です。アンチエイジング医学は、今まさに、大きな進歩を遂げているのです。

「でも、医学や研究といわれても、ピンとこない……」というのも当然です。偉大な研究の成果が出ても、実際の生活と切り離されたままでは、とてももったいない。

そこで僕が目指しているのが、診察を通して生の声を聞き、研究結果と日常生活を結びつけ、多くの人が実践できるアンチエイジング方法を届けることです。

多くの患者さんを診ていて思うのは、多くの症状は、日々の生活の中に改善の道があるということです。しかし、その道に導くのは、思った以上に難しいことでもあります。人間はロボットではありません。ただ「こうしなさい」と指示を出されるよりも、きちんと根拠を示した上で指示を出されたほうが、効果がイメージしやすく実践に結びつくものです。たとえば「野菜を食べなさい」と言われるより「野菜に含まれる抗酸化成分は、抽出した成分をサプリで摂るより、野菜のまま摂ったほうが効果的ですよ」と言われたほうが、理解が進んで俄然《がぜん》やる気が出ますよね。

本書では、最先端の科学的根拠をもとに、体の仕組みを解説し、しっかりと理解していただいた上で、普段の暮らしで実践できる健康と若返りのコツをたくさん紹介しました。生活習慣においては、睡眠、食事、運動、仕事と、みなさんやることはだいたい決まっています。ただ、それをどのタイミングでやるのか、何を選ぶのかなど、人によって選択肢は微妙に違ってきます。その小さなチョイスの積み重ねによって生活習慣は大きく変わり、ある人は糖尿病にまっしぐら、ある人はスリムで若々しくいられるなど、心と体にその結果が表れてくるのです。

私たちの体は、想像以上に素晴らしい機能を秘めています。そして、想像以上に正直です。遺伝子、細胞、体内時計、自律神経、ホルモン、毛細血管、臓器……、体を構成し、体内で働くたくさんのパーツに思いをはせ、正しい知識と思いやりをもって生活習慣を見直していきませんか？　きっと体はそれに素直に応え、少しずつ軽快になり、自然と若々しく、健康的になってくるでしょう。

老けない体を作るのは、最先端の医学論文でも、不老不死の薬でもありません。あなた自身が身につけた正しい知識と、日々の小さな生活習慣の積み重ねこそが、体に備わった、若々しさを維持する機能を目覚めさせてくれるのです！

ハーバード大学・パリ大学医学部客員教授　根来秀行

Contents

Part 2

老けない体は「体内時計、自律神経、ホルモン、毛細血管」のチームが作る!

Part 3

毎日コツコツ若返る！睡眠、食事、運動、メンタルケアのコツ

若返る睡眠……100

若返る運動…160

いつまでもキレイな人の
秘密ってあるのかな。
いろいろ知りたい！
今の自分の体のこと。

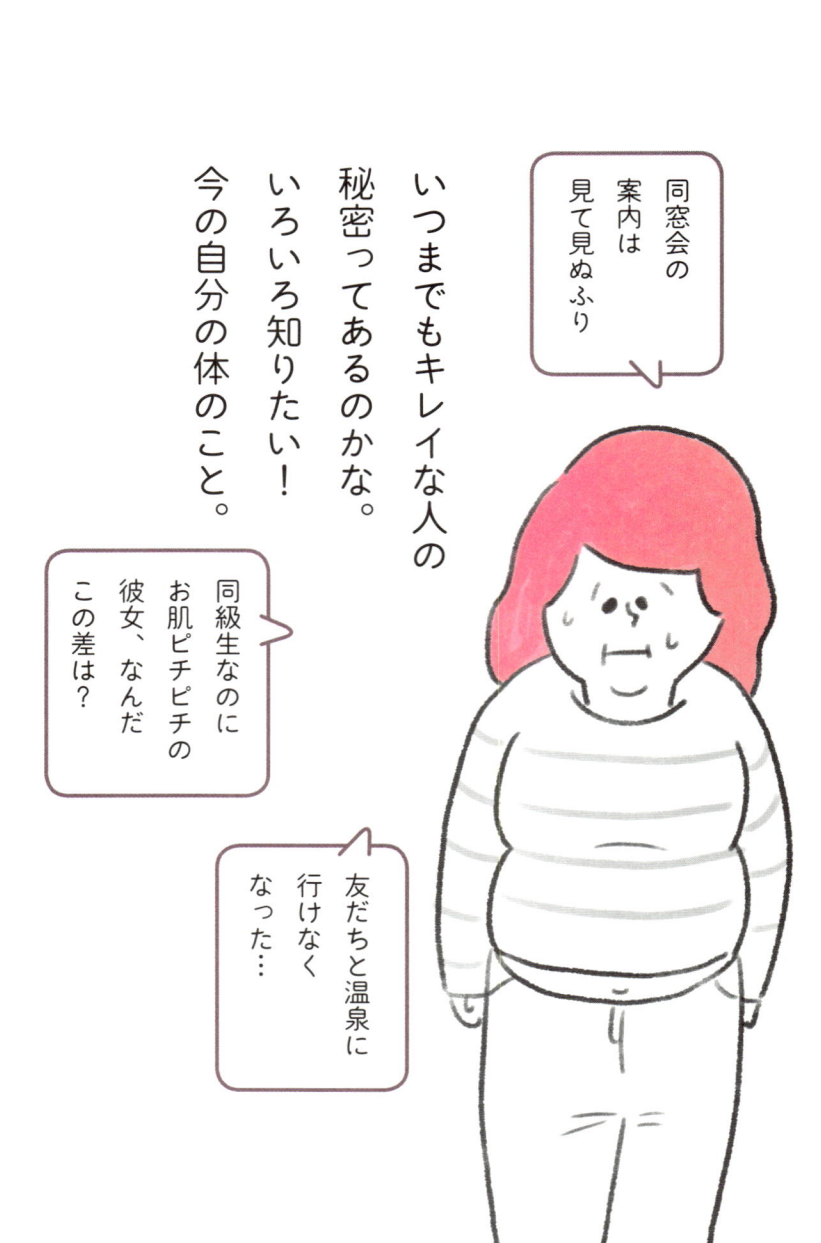

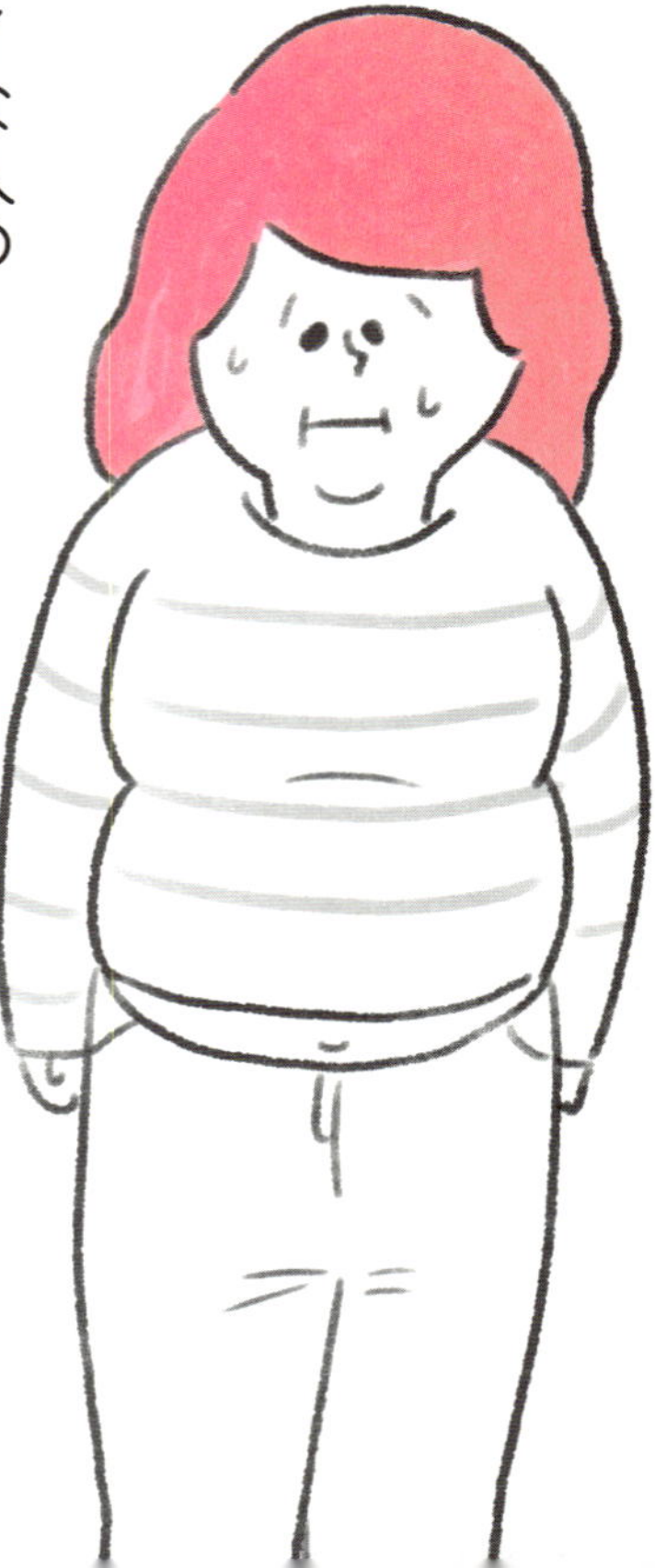
同窓会の案内は見て見ぬふり
同級生なのにお肌ピチピチの彼女、なんだこの差は？
友だちと温泉に行けなくなった…

Part 1

老ける人と老けない人、何が違う？

Q 私の体は大丈夫？「老化加速中！」のサインはある？

A 眠りが浅くなったり、眠る時間が短くなるのが一番のサインです

あれ？　白髪が増えてる、わっ？　こんなところにシワが、あれれ？　近くの文字にピントが合わない……。

顕著な老化現象はたくさんあります。しかし、たくさんの患者さんを診ている中で、最も多くの人に共通する老化のシグナルは、「睡眠が急に浅くなった」というケースです。

20代の頃のように老化を感じない年齢では、多少睡眠のリズムが乱れても、ホルモンがたっぷり出ているため、睡眠の質はなんとか保たれ、体の修復もそれなりに行われます。しかし、30代半ばから40代にさしかかるとホルモンが急激に減少。すると、睡眠中の体のメンテナンスが十分に行われなくなるばかりか、睡眠のためのホルモンや抗利尿ホルモンの減少で、夜間に目覚めることも増えます。こうして、朝起きても疲れている状態が続くことで、睡眠が浅くなったと感じるようになるのです。つまり、これが老化加速中の合図。

睡眠の質が低下していくと、老化は加速の一途！　体内時計が乱れやすくなり、自律神経も道連れとなって乱れると、毛細血管はジワジワとダメージを受け、大事なホルモンや栄養素の運搬も滞りがちに……。すると、さらに不眠がちになったり、疲れが取れにくくなったり、風邪をひきやすくなったり、疲れが取れずに体がどんより重くなったり……と、次から次へと不調の波が押し寄せてくるようになります。

こうした体の変化に、いち早く気づけるかどうか。ここが老けない体作りの分かれ道です。慌ただしさの中で、なんとなく不調を感じながらも知らないふりをし続け、ストレスにまみれて夜更かしや深酒を続ける生活を送るか、食事を見直して適度な運動習慣を取り入れた生活を送るか。どちらの生活を選ぶかで、40代、50代、60代になったとき、体に大きな差が出ているはずです。

老化のサインにいち早く気づくためにも、睡眠をはじめとする生活習慣と、自分の体の変化に意識を向けることが大切です。まずは、次のページのチェックシートを活用して、老化のサインと老化を早める生活習慣を逃さずキャッチしましょう。

老化加速中の体のサインチェック

- □ 朝起きても疲れが取れていない
- □ 便秘または下痢気味である
- □ 手足が冷える、むくみがある
- □ 風邪を引きやすく、治りにくい
- □ 腰痛、肩こり、頭痛がある
- □ 目が乾き、目やにが出やすい
- □ 忘れっぽく、頭に血が昇りやすくなった
- □ ストレスでイライラしたり落ち込みがち
- □ やる気が出ず、人に会うのもおっくう
- □ 歯周病、口臭がある。または口が乾く
- □ あざができやすく、傷が治りにくい
- □ 顔色が悪い
- □ 長年の喫煙で咳や痰がよく出る

老化を早める生活習慣チェック

睡眠

- □ 毎日起きる時間が違う
- □ 休日はダラダラと寝てしまう
- □ 毎晩お酒を飲んでから眠る
- □ 夕食後すぐに寝ている

食事

- □ 朝食時や眠る前に甘いものを食べる
- □ お腹が減らなくても何か食べてしまう
- □ 夕食は 22 時を過ぎることが多い
- □ サプリメントで栄養補給をしている
- □ 早食いしがち
- □ おにぎりやパンだけで済ませることが多い
- □ 朝起きたら、まずコーヒーを飲む

運動

- □ 運動はほとんどしない
- □ 車移動が多い。階段はほとんど使わない
- □ 健康のためにハードな運動をしている

メンタル

- □ 1 人でいる時間が長い
- □ ささいなことが気になる
- □ 最近あまり笑っていない

チェックが 8 個以上あった人は、老化傾向あり！
15 個以上あった人は、老化度高し！
20 個以上あった人は、即対処を！

Q

そもそも、老けるってどういうこと？

A

肌、血管、筋肉、内臓…体のあらゆる機能が衰えることです

「老ける」とは、単純に年をとることではありません。「老ける＝衰える」。体の機能が衰えることが、「老ける」ということです。

老化には、「生理的老化」と「病的老化」があり、加齢による自然な経過で機能が衰えるのが「生理的老化」、糖尿病や高血圧などの病気、さらに酸化によってできる過剰なフリーラジカルや不純物の蓄積、過剰なストレスなどによって進行するのが「病的な老化」です。たとえば、80歳の健康体の方の肌にシワがあるのは「生理的な老化」ですが、高血糖で体脂肪が増えてきたというのは「病的な老化」の1つといえます。

では、老化が進む体の中では、何が起こっているのでしょう？

細胞を見てみると、老化が進んだ細胞は少しずつ機能を低下させ、最終的には機能を失っていきます。それが肌の細胞なら、お肌はみずみずしさが失われゴワゴワ、シワシワの状態に。血管壁の細胞が老化すれば、血管は固くなり、毛細血管は減少、血流停滞、代謝低下、ときには動脈硬化を引き起こすことにも。体が持つ本来の機能が衰えるということが、私たちが老化と呼ぶものなのです。

老化する主な原因は、加齢による「生理的な老化」ですが、それを加速させるのがフリーラジカルです。フリーラジカルとは、取り入れた酸素が細胞内で使われるときなどに発生する物質で、過剰に発生すると、暴れん坊の悪者に変身。細胞を傷つけ、老化させ、さらにはがんを発生させたり、毛細血管を破壊する可能性もあります。また、ホルモンの減少も老化に大きく影響します。加齢によるホルモンの減少は「生理的な老化」ですが、生活習慣の乱れによって減少が加速することも珍しくありません。体の機能制御を担うホルモンが不足、枯渇すると、体は正しく働かなくなり、老化の加速につながります。

もちろん、「生理的な老化」は自然なことです。しかし、過度に老けることも往々にしてあります。その原因となるのが、生活習慣の乱れやストレスからくる老化の加速、それによって引き起こされる「病的な老化」なのです。病的といっても、日常生活の積み重ねで予防、対抗できることはたくさんあります。まずは老化は予防できるということを知っておきましょう。

老化には２つの種類がある！

できるだけ
この２つの進行を
遅くすることが
老化予防の秘訣！

生理的老化

加齢のほか、通常発生量のフリーラジカルによる組織劣化、機能低下が原因

病的老化

生活習慣病を含むあらゆる疾病や過剰発生したフリーラジカルなどが原因

主な老化原因①

フリーラジカルで体がサビていく！

カットして酸素にさらしたリンゴは、酸化して茶色く変色しシワシワに…。これが、酸化によって体がサビる＝老化するイメージ。

主な老化原因②

ホルモンは加齢とともにこんなに減る！

年を重ねて、眠りが浅くなるのは、睡眠のリズムを整えるメラトニンの減少によるもの。ほかにも、成長ホルモン、男性ホルモンは20代半ばを境に緩やかに低下、女性ホルモンは40代半ばをすぎると急激に乱れて低下する。

年齢によるホルモン分泌量の変化

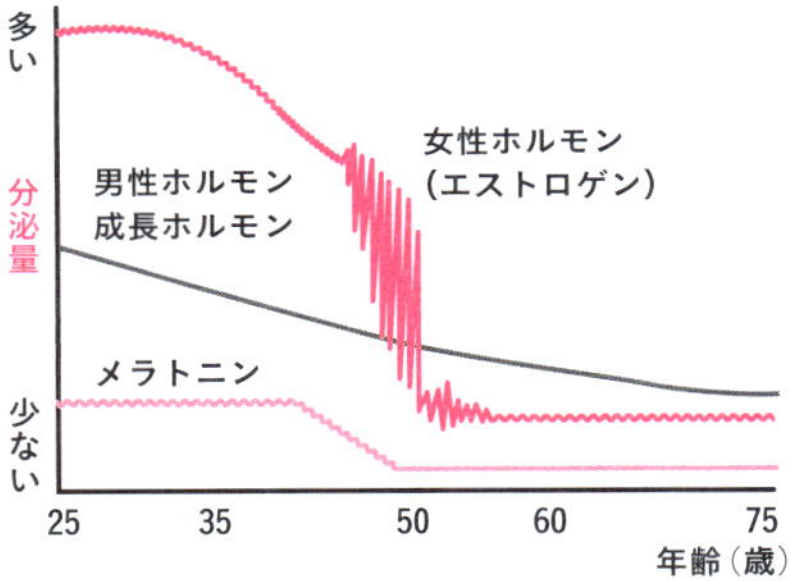

「HO.K.K.Y.et al.:Horm.Res.40（1-3:1993）」、「Foodstyle21 vol14 .No9.2010」、「日本婦人学会データ」をもとに作成

Q 見た目の若々しさと体の中の老化度は、比例するって本当？

A 肌や髪など、見た目が若々しい人は体の機能も元気で若々しいといえます

「見た目より、中身で勝負！」なんてこともいいますが、老化に関していえば、体の老化は、見た目にしっかり反映されるというのが正解です。

人体最大の臓器ともいえる毛細血管は、健康と美容の要であり、老化を計る基準にもなります。これまでたくさんの人の血管を検査してきましたが、100歳を超えた元気で若々しい方たちの血管は、驚くほど元気で若々しいものでした。毛細血管の数が安定して、全身にバランスよく張り巡らされており、動脈も弾力がしっかり！　まさに血管が、健康の理由を表しているようでした。

一方、実年齢よりも老けて見える人は、血管年齢も高い傾向にあります。実年齢は40代なのに、血管年齢は70代というケースも珍しくなく、そうした人は得てして老けて見えます。

毛細血管が老化すると、体中の組織に影響が及びます。特に肌は体の外側にあるため、毛細血管の状況は、肌の見た目に直結します。キレイでハリのある肌は、毛細血管が健やかに張り巡らされ、血液がスムーズに流れている証。肌細胞への栄養、水分、酸素、老廃物の運搬が滞りなく行われ、スムーズに肌の新陳代謝が行われているということです。

老化が表れるのは肌だけではありません。たとえば筋肉は加齢によって減少し、それに伴い基礎代謝は低下します。これも生理的老化の1つです。しかし、筋トレなどの運動習慣によって筋肉量の減少を食い止めている人は、加齢による基礎代謝の低下を抑えることができます。運動による血流促進、毛細血管増強との相乗効果もあり、体脂肪が燃えやすく、スリムな体もキープできるのです。

また、「美腸」「腸活」という言葉もあるように、美容と健康の要として注目を集め続けているのが、腸です。腸も毛細血管や筋肉などと同様に、加齢によって機能を低下させます。しかし、食事や運動習慣で腸を健康に保っている人は、美腸で美肌。腸の健康は免疫力アップにつながるので、風邪などの病気にもかかりにくく、年を重ねても元気はつらつとしています。

骨の若さは見た目にはわかりませんが、女性で閉経後も若々しく、活発に運動する人は、間違いなく骨も丈夫です！　見た目はもちろん、あらゆる場面で、体の中の年齢が表れるのは間違いないでしょう。

体の中が若い人は、見た目も若い！

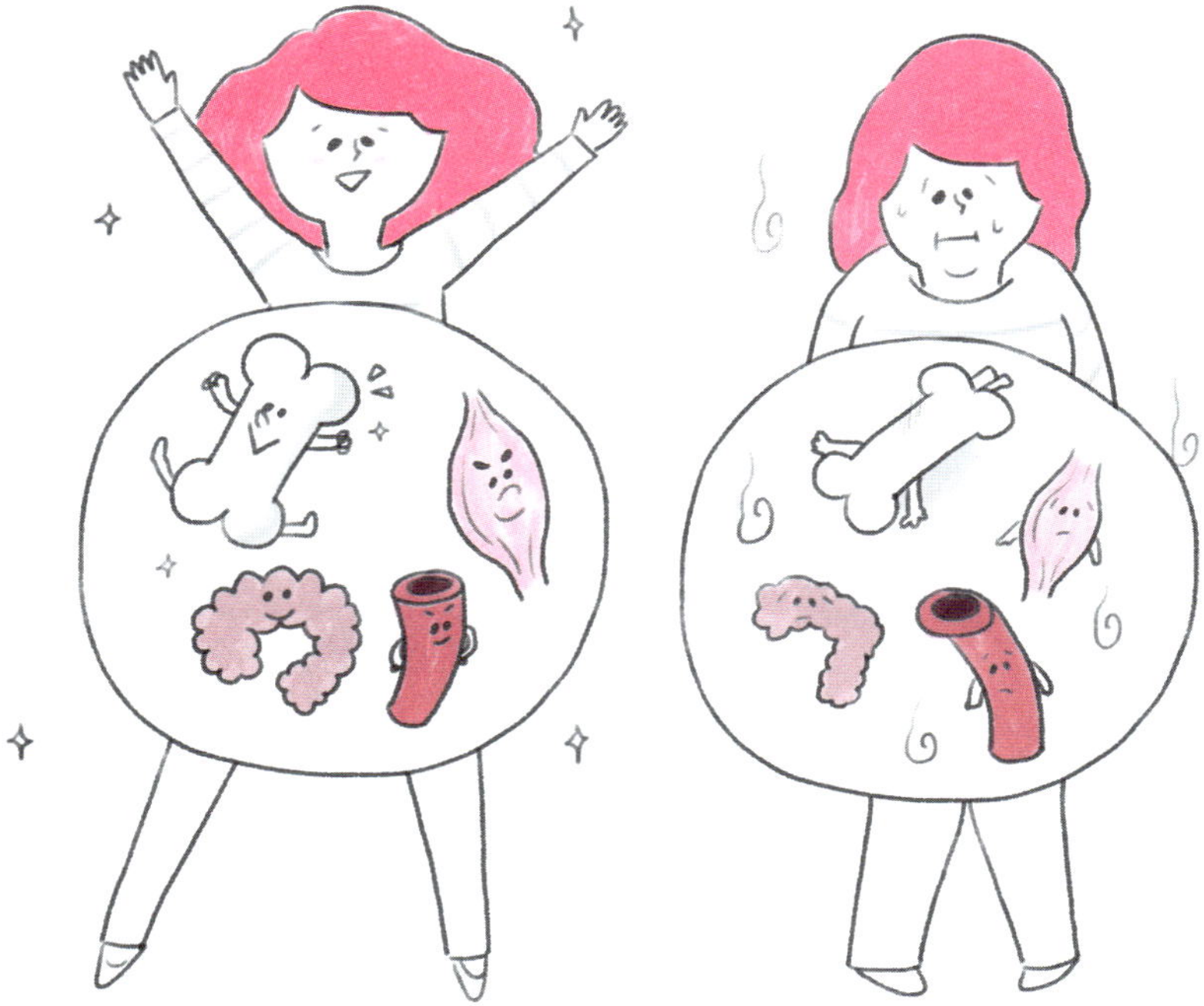

若々しく見える人

- 毛細血管が丈夫で多い
- 腸が元気で腸内環境がよい
- 骨が丈夫（骨密度が高い）
- 筋肉が多い

老けて見える人

- 毛細血管が弱く、少ない
- 腸が弱く、腸内環境が悪い
- 骨が弱い（骨密度が低い）
- 筋肉が少ない

Q

急に〝老け顔〟になるのはなぜ？

A

毛細血管が劣化すると、急にシワ、たるみなど老けの症状が表れる浦島太郎の玉手箱のように、はたまたマンガの『あしたのジョー』のように、ある日突然髪が真っ白に……などということは、老化現象においてはありませんが、老化が急に訪れたと感じることはあり得ます。しかし、それはあくまで「そう感じる」だけのことで、実際の老化は、静かにじわじわと進んでいるのです。

たとえば、**顔が急に老けたと感じるのは、肌細胞の代謝低下が原因**だと考えられます。通常、肌の奥にある基底層という部分では、日々新しい細胞が作られ、成長しながら皮膚の表面に表れ、角質層にまで移動した細胞は、垢《あか》となってはがれ落ちます。こうして細胞が新しく生まれ変わることを「ターンオーバー」といいます。

通常、肌は約1カ月のサイクルでターンオーバーを繰り返し、みずみずしい肌が保たれます。若いうちは、肌に栄養を送る毛細血管も十分に張り巡らされ、ターンオーバーが順調に行われているため、多少の不摂生があったとしても肌が少し荒れる程度ですぐに回復できます。

ところが、不摂生によるダメージが積み重なると、毛細血管が衰え、血流が悪化して酸素や栄養が真皮や基底層、表皮の細胞に届けられず、ターンオーバーが追いつかなくなり、古い角質が肌表面に貼り付き、肌がこわばってしまいます。肌を支える真皮組織のコラーゲンや、さらにそれを支える筋肉にも十分な栄養が行き渡らなくなり、シミ、シワ、たるみ、くすみなどが立て続けに発生。これが老け顔の原因です。

皮膚の一部である頭皮も同様です。ダメージが積み重なり、毛細血管が劣化して血流の悪化が続くと、髪を生み出す細胞に必要な栄養素が行き渡らず、抜け毛、フケ、白髪、薄毛、髪のパサつきなど、髪の老化が進行。老け顔と連動して起こることが多いため、急に老けた印象になるのです。

こうした老けの原因となるダメージも、実は生活習慣の中に潜んでいます。睡眠不足、栄養の偏りや不足、喫煙、運動不足、ストレスや過度の飲酒、紫外線の浴びすぎなど……。〝老けタンク〟があふれ出す前に、ダメージのもととなる生活習慣の見直しが先決！　今日の生活が未来の自分を作っていると思えば、自然と改善の意識も高まるでしょう。

老け顔の原因は、毛細血管の劣化！

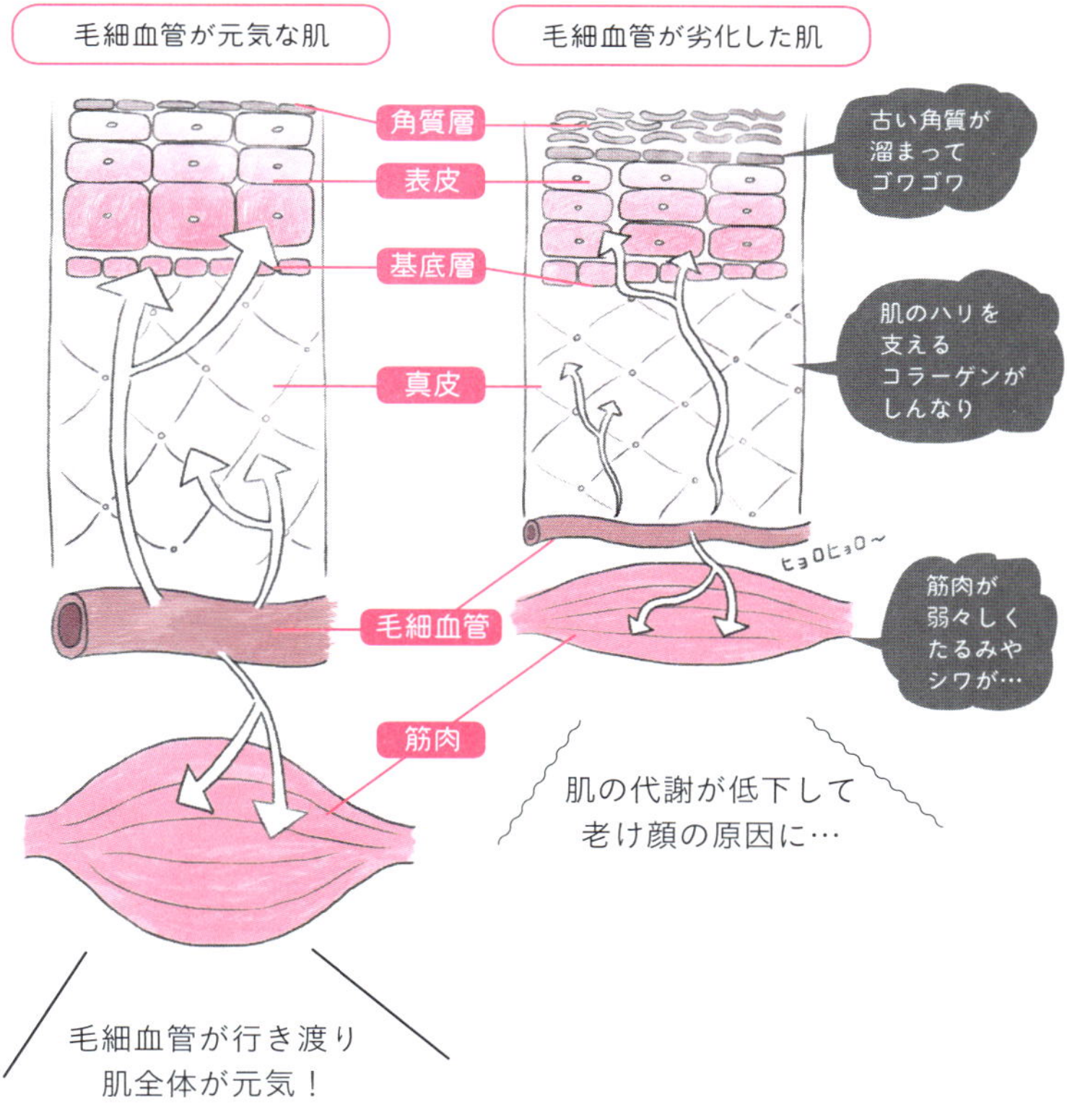

肌の若々しさは毛細血管が支えている！

Q

同年齢でも若々しかったり、老けていたり。老化の差って遺伝で決まるんじゃないの？

A

遺伝よりも生活習慣によって大きく左右されます

親は早くに老眼になったし、髪は真っ白、ちょっと薄毛だし、おまけに小太り、糖尿病の気配もある。自分もきっとそうなるんだ……と、がっかりしないでください。老化は遺伝よりも生活環境に影響されることのほうが大きいのです。たとえば、1964年の東京オリンピックの頃、糖尿病を患っている人は比較的珍しい存在でした。ところが、高度成長期の到来とともに糖尿病患者はどんどん増え続け、1996年には6倍にも増加！　血糖値が高めなどの症状がある糖尿病予備群と合わせると、2000万人を超える人が糖尿病もしくはその疑いがあるとされているのです。

お気づきのとおり、原因は遺伝ばかりではありません。食の欧米化による過食、モータリゼーションによる運動不足など、生活習慣の変化による肥満の増加が、日本を糖尿病大国にしてしまったのです。

白髪や薄毛はどうでしょう？　医学的にはまだ完全に解明されていませんが、遺伝的要因だけでなく、生活習慣にも多くの要因があるといえます。肥満やストレス、睡眠不足が原因で自律神経やホルモンの分泌が乱れ、血流が悪化、毛細血管が弱体化すれば、髪への栄養、酸素の供給がスムーズにいかなくなり、白髪や薄毛になるケースもたくさんあります（詳細は124ページ参照）。

また、老眼は、その名のとおり目の老化ですが、近年は若年化が進んでいます。多忙極まる30代、まだ本当の老眼になっていない年齢ですが、パソコンやスマホの多用でブルーライトの強い光を目で受け続けると、仮性老眼、通称〝スマホ老眼〟になってしまいます。ブルーライトの光は、紫外線に次ぐ強い光。目への負担は相当なものです。若いうちのスマホ老眼は、目を休めることで回復しますが、長期間にわたって目を酷使し続けると、いざ本当の老眼が訪れたときの眼精疲労は相当きつくなるでしょう。それればかりか、酷使した目には活性酸素が発生し、積み重なると老人性白内障の進行が早まることも。

見た目の老化現象や生活習慣病を始めとするさまざまな病気は、遺伝よりも悪い生活習慣の積み重ねによって加速します。それはまるで老化ドミノ！　生活習慣の乱れを正すことこそ、老化を加速させないための一番の対策なのです。

老化は生活習慣をきっかけに
ドミノ倒しで加速する！

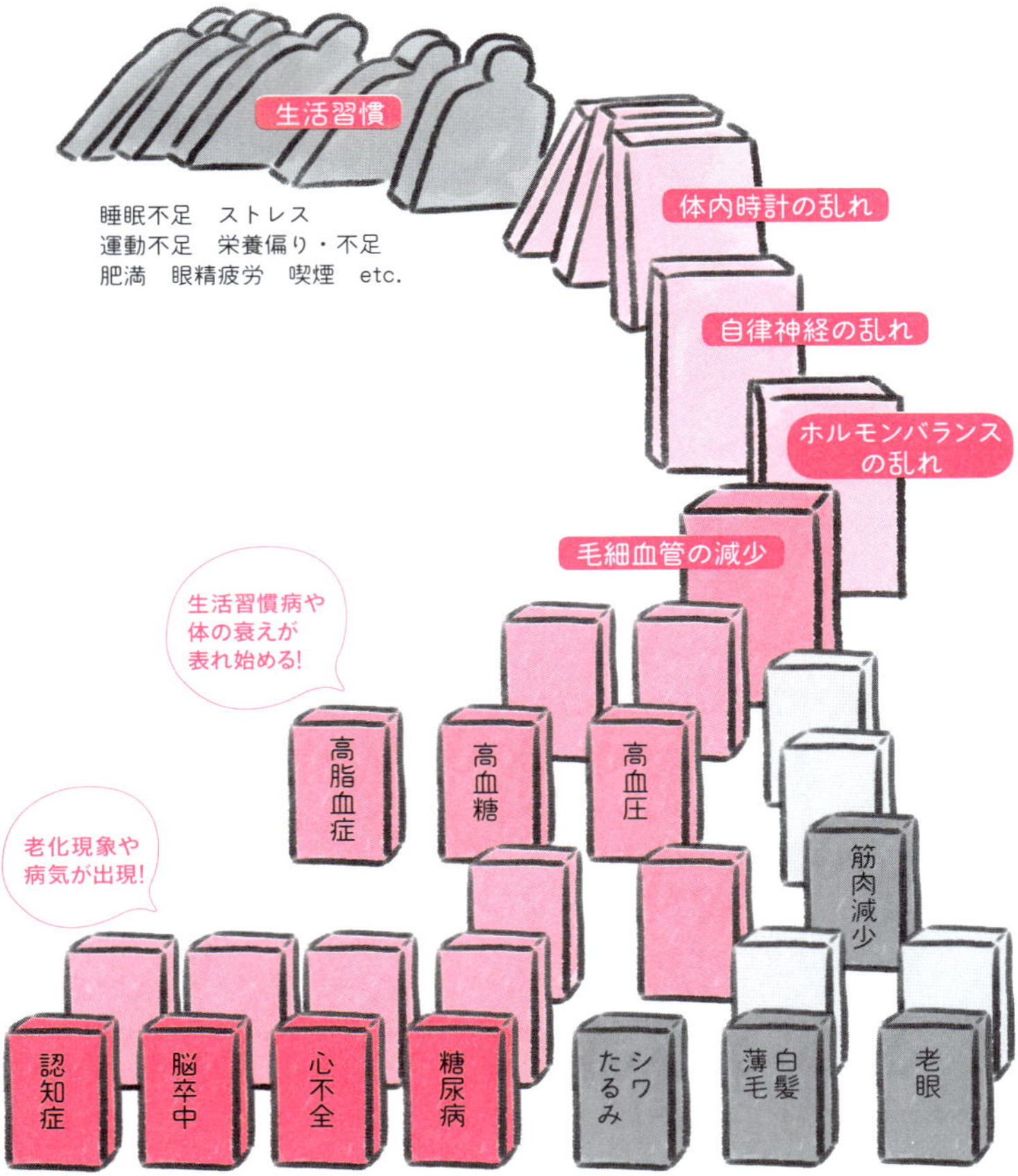

遺伝より生活習慣による
ダメージのほうが大きい！

Q

見た目の変化だけじゃない。
気持ちがどんより落ち込む…
これも老化なの？

A

感情も老化します。
でも、やる気を司《つかさど》る前頭葉は
何歳になっても活性化できます！

何歳になっても、活発に好きなことを楽しんでいる人がいる一方、やる気がなくて家にひきこもりになりがちになってしまう人もいます。また、昔は映画を観てはよく泣き、よく笑っていたのに、最近は喜怒哀楽が少なくなったような気がする、と感じている人は案外多いのではないでしょうか。

なぜこのようなことが起こるのでしょう？

そのヒントは、脳に隠されています。感情を支配するのは脳の前頭葉という場所で、筋肉を動かす「運動野」と、感情、やる気、意思、思考、知性、性格など精神的高次元機能に関わる「前頭前野」があります。子どもから大人になる過程で、前頭葉は成長し、感性が豊かになり、思慮深さが増し、人格形成にも大きく関与します。ところが、年を重ねると、前頭葉は少しずつ縮み始めます。豊かだった感情は少しずつ衰え、脳内の神経伝達機能も低下傾向に。これが〝感情の老化〟が起こる原因の1つです。

前頭葉の萎縮と、それに伴う感情の老化は、誰にでも起こる生理的老化ですが、実は、何歳になっても活性化できることもわかっています。

脳神経科学的な研究では、計算や読書をするだけでも、前頭葉の血流がアップするという結果が出ています。一時的に血流がアップするだけでは、前頭葉の老化を防ぐには至りませんが、定期的に継続して前頭葉に刺激を与え、血流をアップさせることができれば、間違いなく感情の老化予防につながるはずです。

「昔は楽しかった……」と振り返るばかりではなく、「今も楽しい！」と思えるかどうかは、自分次第。新しいことを始めてみたり、かつて好きだったことを再び始めてみるのもいいでしょう。

私たちの体は、想像以上にドラマチック！　少しの変化でも刺激を受けて、変わることができます。そのことを知るだけでも、自然と前向きな気持ちになれるでしょう。

前頭葉の活性化に、いいこと悪いこと

前頭葉は、高度な動物ほど発達しているため、「人間らしさの源」とも呼ばれる。

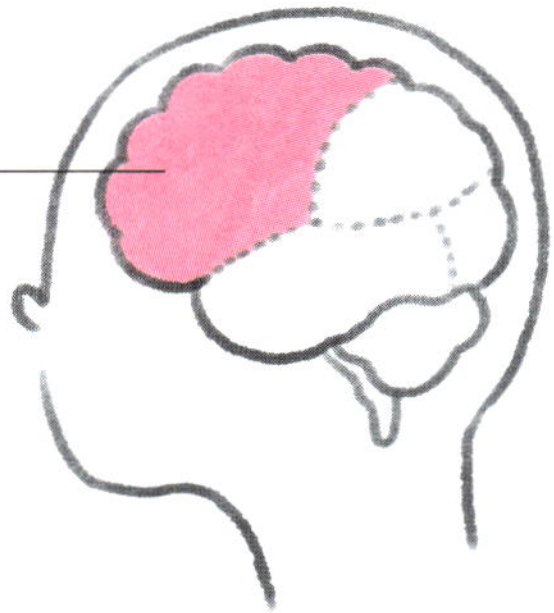

前向きに取り組めることなら何でもOK！	パソコン検索など、考えを深めない作業もNG！
いいこと	悪いこと
運動	運動不足
読書	睡眠不足
パズル	悪口
料理	愚痴
旅行	出不精
恋愛	マンネリ

何歳になっても血流を促し、活性化させることは可能！

Q ストレスは老化の原因ってホント？

A 本当です。ストレスが蓄積すると老化が加速します

暑さ寒さといった自然環境だけでなく、満員電車、騒音、残業、睡眠不足、ノルマ、不規則な食事、人間関係、口うるさい上司など……、現代社会はストレスまみれです。適度なストレスは体にとってよい影響をもたらすので、すべてのストレスが悪いというわけではありません。問題は、ストレスが原因で起こる体の防御機能の暴走が引き金となる老化です。

たとえばストレスで胃がキリキリ痛んだり、肌荒れや吹き出物が出たりという経験をすることがあります。これこそが、ストレスホルモンの仕業！　そして、このストレスホルモンが老化の原因となるのです。

ストレスが発生すると、それが脳へと伝達され、コルチゾールというホルモンを分泌させます。これがストレスホルモンの正体。過度なストレスが続くと、コルチゾールは過剰分泌され、免疫機能を低下、血糖値を上昇、交感神経を刺激します。血管は収縮し、血圧は上昇。ストレスを受け続けた体は、キュッと萎縮してカチコチになり、体中に負荷がかかっているような状態なのです。

胃の痛みは、胃粘膜の毛細血管が収縮し、胃壁にダメージが及んだ結果であり、肌荒れや吹き出物は、肌細胞周辺の血管が収縮して血流が停滞し、栄養や酸素、老廃物の運搬が滞った結果です。

また、過剰なコルチゾールによって自律神経の働きが低下すると、体のあちこちで血流が悪化し、それが原因で体を酸化させるフリーラジカルがたくさん発生します。私たちが行ったハーバード大学での研究では、血管壁の細胞も通常よりフリーラジカルを生みやすい状況になっていることが確認されています。最初に解説したように、フリーラジカルは全身の細胞を老化させる悪者。ストレスは、その悪者を呼び覚ます使者のような存在なのです。

ストレス撃退の特効薬は、おおざっぱさ！　あれこれと気にしすぎると、交感神経が高ぶって、夜眠れなくなり、血流やホルモンの働きが悪くなり、さらにストレスが溜まるという悪循環に陥ります。できるだけ、いやなことはパッと忘れ、切り替えて自分の時間を確保することが大切です。

ストレスが老化を加速させる！

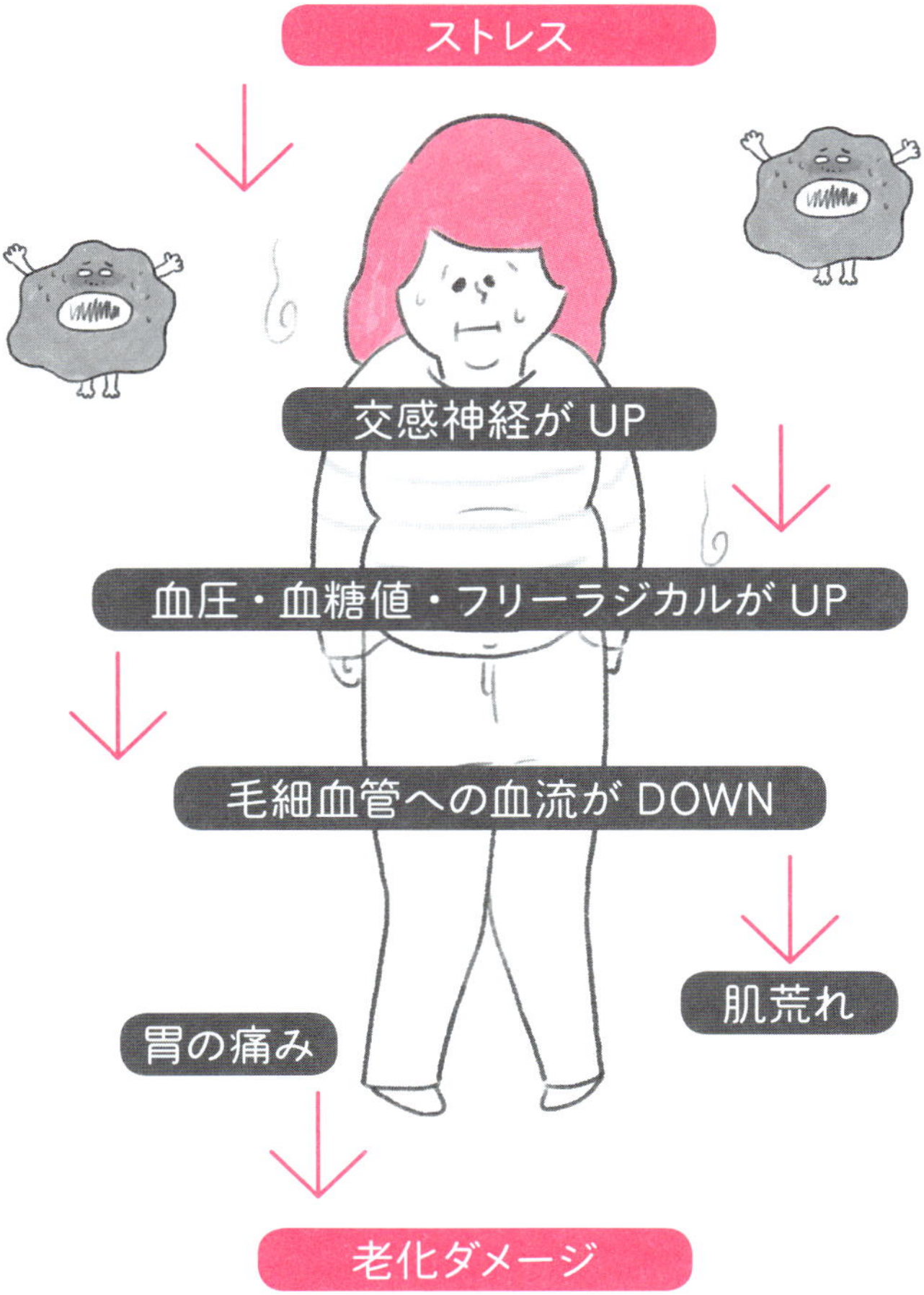

Q
いつまでも
若々しくいることはできる?

A
もちろんできます!
体への意識を高めるだけで
大きな一歩です!

年を重ね、老化するのは自然なこと。受け入れることも大切です。しかし、自然な老化（生理的老化）を加速させて年齢以上に老け込んでしまうのは、とてももったいないことだと思いませんか？

2016年の時点で、日本人の平均寿命は、女性は約87歳、男性が約81歳。今、30代、40代なら、残りの人生はまだ半分以上あります。健康で若々しく過ごすか、不調に悩みながら鬱々と過ごすか？　どちらを選ぶべきか、問う必要もないですよね。

毎日若々しくいるために、私たちがすべきことは2つ。どちらもとっても簡単なことです。1つめは「体についての正しい知識を深めること」、2つめは「体が快適に機能するための生活を送ること」。「体についての正しい知識」の詳細は、58ページからのPart2を、「体が快適に機能するための生活」は98ページからのPart3をぜひ実践していただきたいのですが、ここで少し老化に対抗するための生活習慣についてお話ししましょう。

正すべき生活習慣の基本は、睡眠、食事、運動の3つです。そんなの当たり前のことだと思われるかもしれませんが、意外にホントの話は知られていないことも多く、それどころか働き盛りを迎えた30～50代は、寝食をないがしろにして働いてしまいがちです。そのシワ寄せが老化を加速させる大きな落とし穴になるのです。

私たちの体は、約60兆個もの細胞の集まりです。毎日少しずつ新しく生まれ変わり、メンテナンスやチャージを繰り返して機能を維持しています。狂いがちな体内時計を毎朝リセットし、活動モードのスイッチをオン。日中はバランスよく栄養補給をして体を動かし、夜には休息モードにチェンジ。睡眠中は体のすみずみまで血液を行き渡らせ、多くのホルモンや栄養成分などを使ってコツコツとメンテナンスをしなくてはいけません。仕事や家事を想像してください。やらなければいけないことがたくさんあるときに邪魔が入ったり、怠けてしまうとすべてのリズムが崩れ、作業が押してやりきれず、仕事は溜まるばかり、家の中は散らかったままになり、ついイライラ……。体のリズムが乱れて老化が加速するのも、同じことです。

老けない体を作るための第一歩は、体がやるべき仕事をこなせる安定した環境を作ってあげること。それこそが、睡眠、食事、運動をはじめとする生活のリズムを整えることなのです。

老化“グッバイ”のキホン

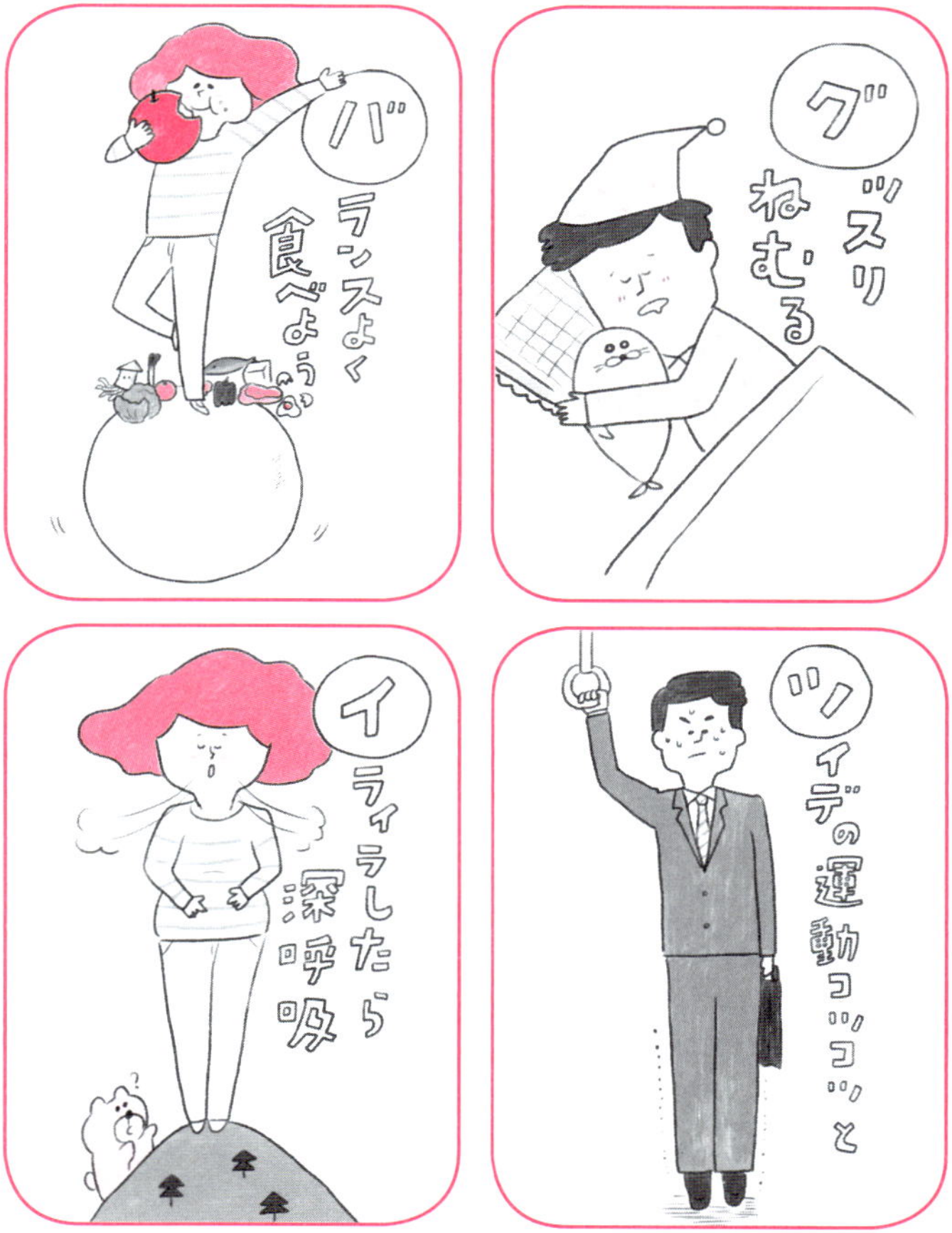
グ
ッスリねむる
ツ
イデの運動コツコツと
バ
ランスよく食べよう
イ
ライラしたら深呼吸

ハーバード大学

Dr.根来レポ①

細胞レベルで若返る時代。カギを握るのは長寿遺伝子！

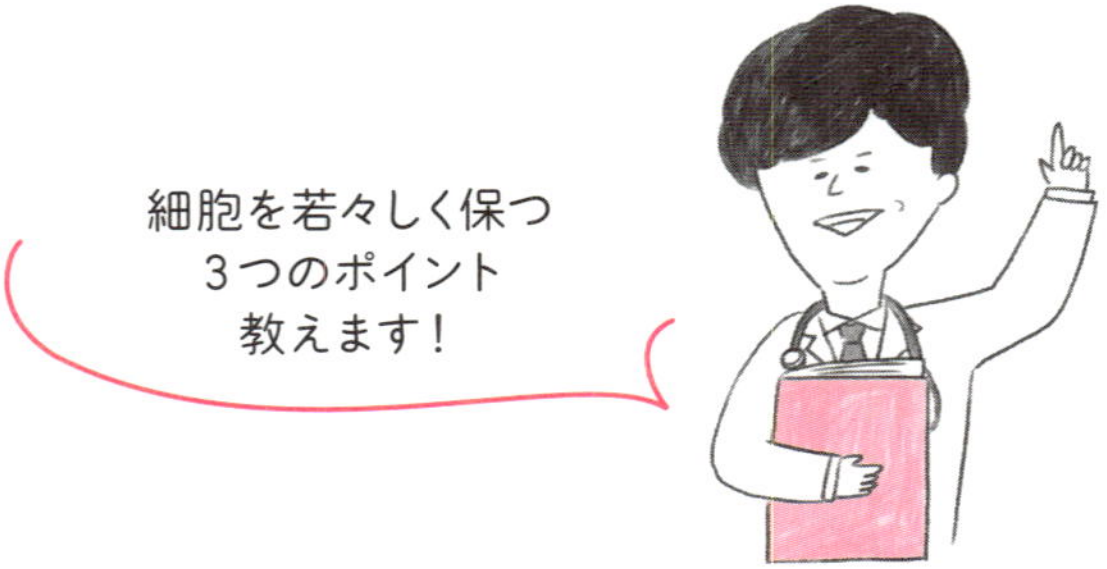
細胞を若々しく保つ
3つのポイント
教えます！

細胞や遺伝子といわれても、ピンとこないかもしれませんが、私たちの体は約60兆個の細胞が集まって作られた、まさに〝細胞の塊〟です。

まず、細胞がどのようにして体を作っているかをイメージしましょう。細胞の中には核があり、その中に遺伝子があります。1つの細胞に入っている遺伝子の数は約2万3000個。そのうちの一部の遺伝子がオンになり、その情報に従って細胞は体の組織の材料へと姿を変え、パズルのように組み立てられているのです。たとえば、肌細胞になる遺伝子がオンなら、その細胞は肌組織の材料に、筋肉細胞になる遺伝子がオンなら、筋肉組織の材料に。プログラムに従って細胞内の必要な遺伝子のスイッチが押され、適切な場所へと送り込まれているのです。

遺伝子の研究は、大きく進んでいる過程にあります。ノーベル医学生理学賞を受賞した体内時計を生み出す「時計遺伝子」の研究も、人間のすべての遺伝子情報を解明しようという「ヒトゲノム計画」などが進んだのも、最近のことです。

そんな世界中で熱を帯びている遺伝子研究の中で見つかったのが、「長寿遺伝子」です。マサチューセッツ工科大学の教授で、研究仲間でもあるレオナルド・ガレンテ教授が酵母菌の中から発見したのをきっかけに、あらゆる生物に長寿遺伝子があることが確認され、細胞の老化を食い止める働きも明らかになってきました。細胞内にあるエネルギー産生工場のミトコンドリアを増やす働き、体を

ハーバード大学

Dr. 根来レポ①

サビさせるフリーラジカルを減らす働き、「肥満ホルモン」インスリンが出すぎるのを抑える働き、時計遺伝子と連携して体のリズムを整える働き、そして遺伝子を守り、細胞の老化を防ぐ「テロメア」を保護する働きまで！（テロメアについては55ページの解説をご覧ください）

ところが、この長寿遺伝子、放っておくと眠りっぱなし……。これでは宝の持ち腐れです。ならば、長寿遺伝子をオンにする方法はないかと研究が進められ、ついに、3つのスイッチが見つかってきたのです。人の寿命は長いので、研究結果が出るのはまだ先ですが、マウスやサルなどで証明されたのが、①カロリー制限 ②少しきつめの運動 ③レスベラトロールの摂取。

1つめの「カロリー制限」は、摂取カロリーを必要カロリーの7～8割に減らすことで、カロリーリストラクションを略して「カロリス」と呼ばれています。これを1カ月のうち1～2週間実践するぐらいのペースで十分効果がありますが、栄養バランスを崩したカロリー制限はNGです。努力が報われないので注意しましょう。

2つめの「少しきつめの運動」は、心拍数が2～3割上がるぐらい。少し息が上がって汗が出てくるぐらいが目安です。カロリー消費にもつながるので「カロリス」にも貢献できて、一石二鳥です。

3つめは「レスベラトロールの摂取」。レスベラトロールとは、赤ワインなどに多く含まれるポリフェノールの一種で、

遺伝子を伝える「テロメア」とは？

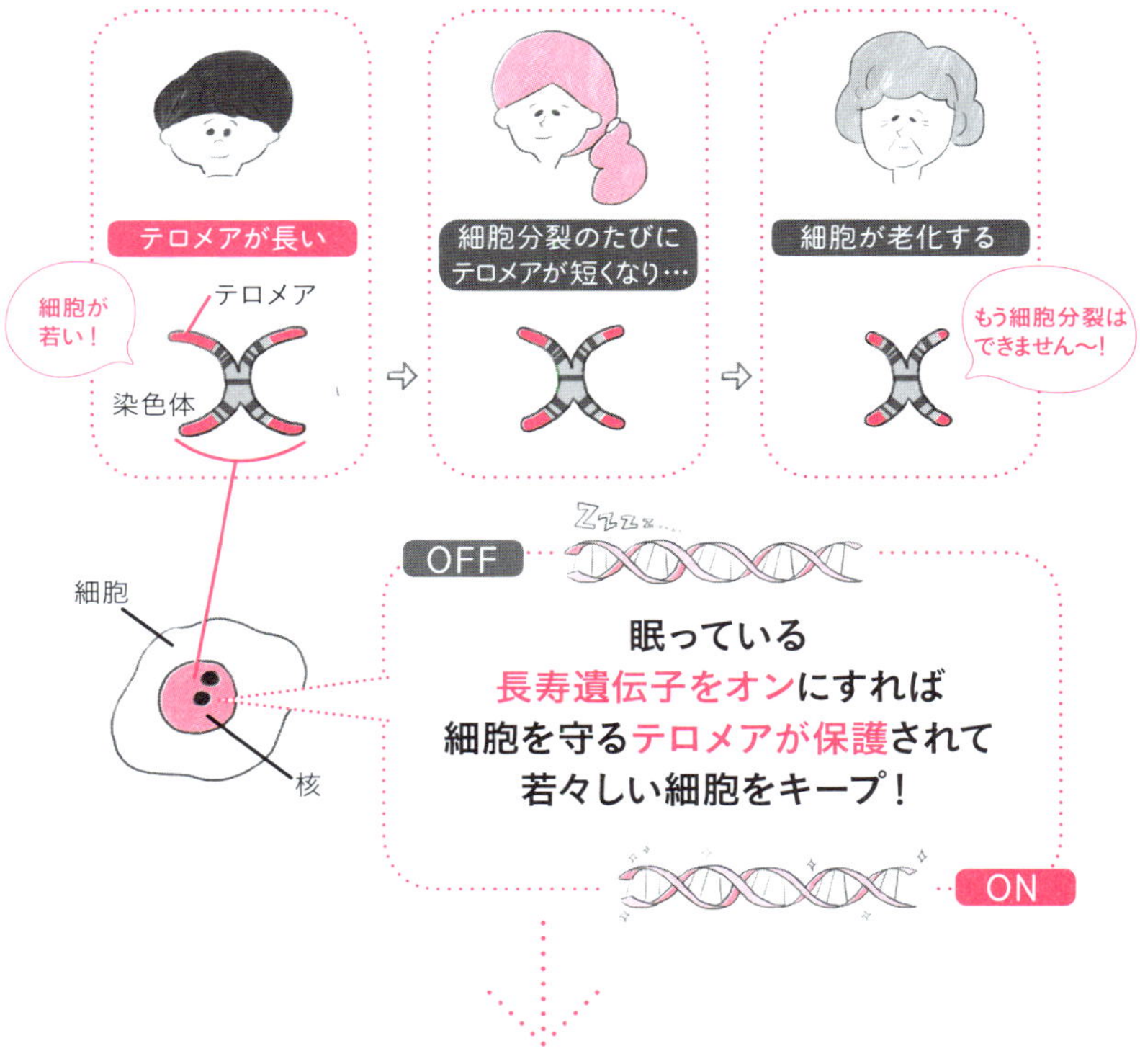
テロメアが長い
細胞が若い！
テロメア
染色体
細胞分裂のたびにテロメアが短くなり…
細胞が老化する
もう細胞分裂はできません～！
細胞
核
OFF
Zzzz…
眠っている長寿遺伝子をオンにすれば細胞を守るテロメアが保護されて若々しい細胞をキープ！
ON

長寿遺伝子をオンにする３つのスイッチ

①カロリー制限

栄養バランスを
整えたまま、
カロリーを７～８割に
制限する。

②少しきつめの運動

少しキツイと感じる、
少し息が
上がる程度の
運動を行う。

③レスベラトロール

ぶどうや赤ワインに
含まれる
抗酸化成分を
取り入れる。

ハーバード大学
Dr. 根来レポ①

長寿遺伝子に直接働きかけ、スイッチをオンにする働きがあります。さらに、カロリー制限をしていないのに〝カロリー制限状態〟を作り出すというスゴイ働きまで。ハーバード大学では、レスベラトロールを凌ぐ化学物質の研究も行われており、将来的にはサプリメントなどに使われるかもしれません。

かつて人間は、不老不死を手に入れるために、神に祈り、あるはずもない秘薬を探していました。今の時代になっても魔法の若返り薬はありません。長寿遺伝子をオンにする方法からもわかるように、毎日の生活の中にこそ、細胞を若々しく保つヒントがたくさんあるのです。それを見つけて伝えていくことが、私たち研究者の仕事。皆さんの、健康で若々しい体作りに、大いに役立たせてください。

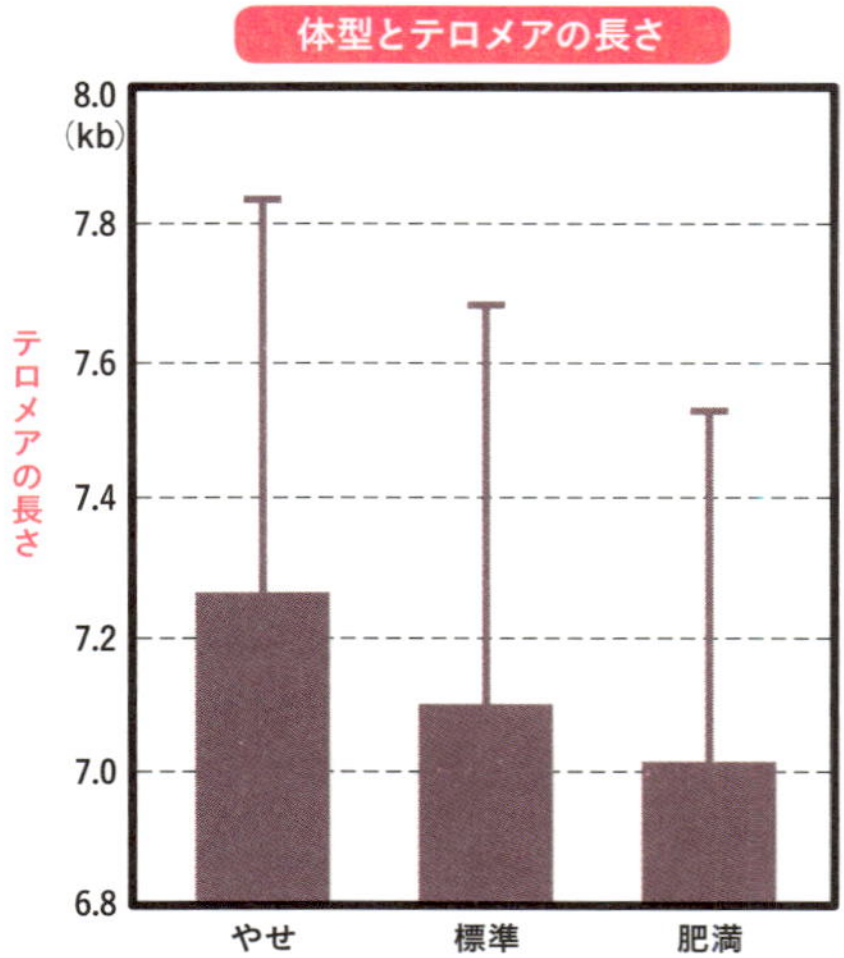

「カロリス」の効果は、この研究結果で実証済み。太っている人は、テロメアが短く老化が早い！
※グラフから出ているバーは数値のばらつきを示すものです

出典：DOI:10.1016/S0140-6736(05)66630-5

自分の必要摂取カロリーをチェックして「カロリス」に挑戦！

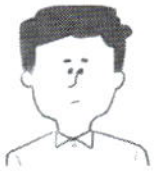

男性

18〜29歳	24.0 (kcal)
30〜49歳	22.3 (kcal)
50〜69歳	21.5 (kcal)
70歳〜	21.5 (kcal)

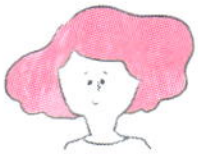

女性

18〜29歳	22.1 (kcal)
30〜49歳	21.7 (kcal)
50〜69歳	20.7 (kcal)
70歳〜	20.7 (kcal)

低い 1.50 (1.40 〜 1.60)

生活の大部分が座位で、静的な活動が中心

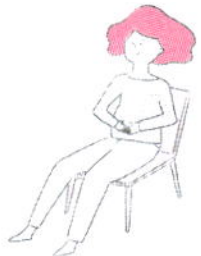

ふつう 1.75 (1.60 〜 1.90)

座位中心だが、移動や立ち仕事・接客、あるいは通勤、買い物、家事、軽いスポーツなどのいずれかを含む

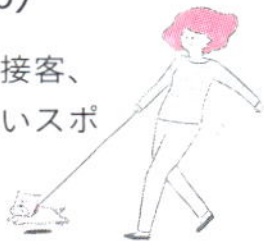

高い 2.00 (1.90 〜 2.20)

移動、立ち仕事をしている。あるいはスポーツなど活発な運動習慣がある

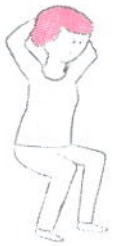

※数値は各運動強度の標準。カッコ内の数値から運動強度によって各自で判断して選択

摂取カロリー（kcal）
＝体重（kg）×1キロあたりの摂取カロリー（kcal）×運動強度

例：35歳女性、体重50kg、事務、接客が主な仕事
体重「50 kg」×1キロあたりの摂取カロリー「21.7」×運動強度「1.75」≒1900kcal
「カロリス」で8割にすると、1900kcal×0.8＝1520kcal

1食あたりの栄養バランス（割合）を、見た目でチェック！

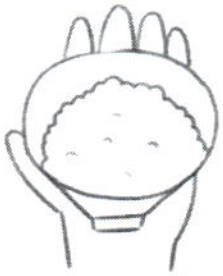

主食
片手のひらにふんわり

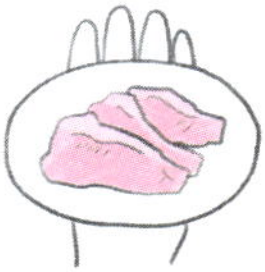

主菜
片手のひらにこんもり

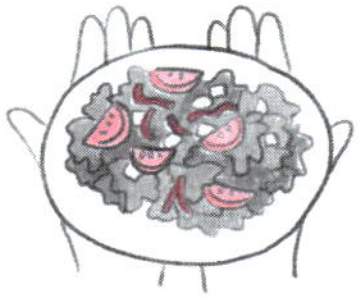

野菜
両手のひらに盛り盛り！

若々しい体って
どうやって作られるの？
体の中で密かに活躍する
キャラクターたちに注目！

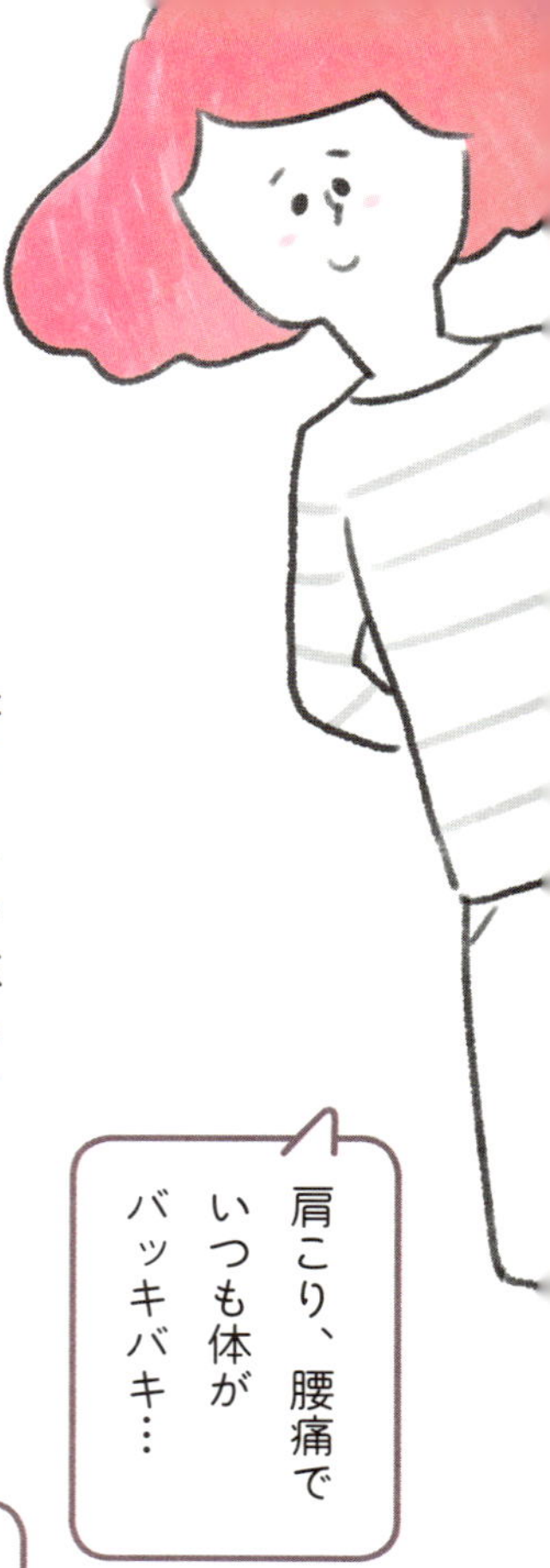
年々疲れが取れなくなってきたのは、なぜ？
肩こり、腰痛でいつも体がバッキバキ…

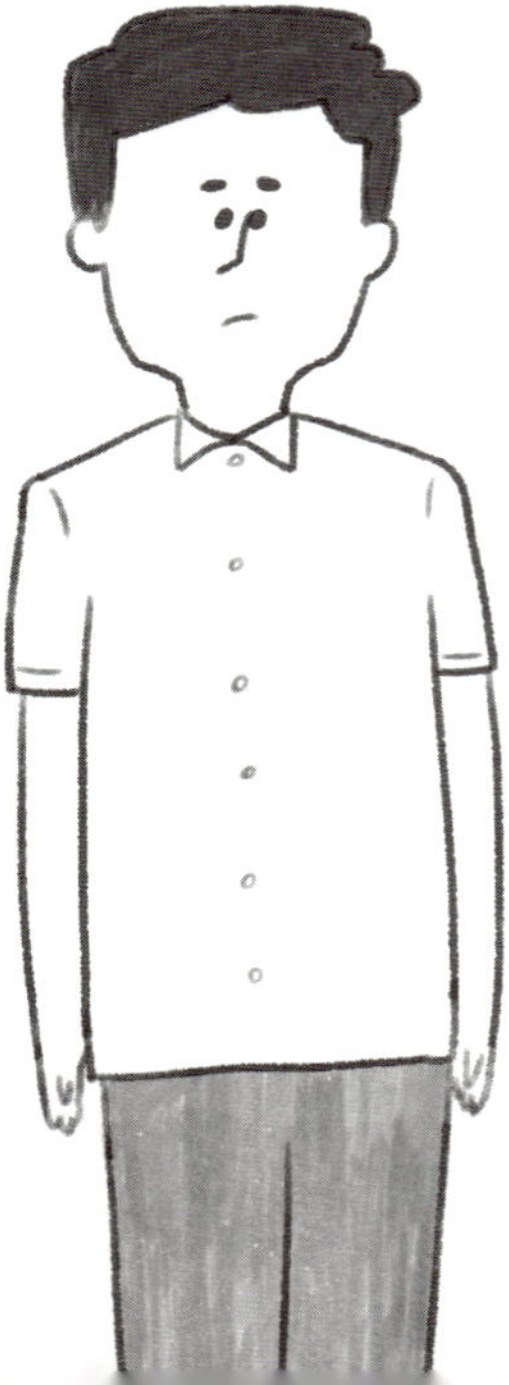
風邪をひくと、自力で治せなくなってきた
イライラしたり落ち込んだり、このごろ情緒不安定…

Part 2

老けない体は「体内時計、自律神経、ホルモン、毛細血管」のチームが作る！

「体内時計、自律神経、
ホルモン、毛細血管」は
若返り工場で働く仲間たち。
怠け者が現れると
みんな道連れ、
老け街道へまっしぐら！

私たちの体が健やかに働くのは、「体内時計」という土台と、「自律神経」「ホルモン」という制御機能、その制御を受けて働く「毛細血管」のおかげです。この4つはチームのようなもの。通常は連動して働きますが、どれか1つが乱れたり、正常に働かなくなると、全体がガラガラと崩れ、体調を崩したり、老化を早めてしまいます。

「体内時計」と「自律神経」は、通常コンビで働きます。朝起きて体内時計の指令で自律神経の1つである交感神経が優位になり、体の機能が活性化し、体が活動モードに。夜になるともう1つの自律神経である副交感神経が優位になり、リラックスするという具合に、コントロールされているのです。

「自律神経」と「毛細血管」も連動して働いています。活動モードで交感神経が優位になっている昼は、毛細血管を収縮させて心臓をはじめとする体の中心に血液を集めます。夜になり副交感神経が優位になると、体はメンテナンスモードへとスイッチ。「毛細血管」はゆる〜く広がり、「ホルモン」をのせた血液をたっぷりと体のすみずみに巡らせて、肌や髪、筋肉、内臓、血管、脳などのメンテナンスを行います。

「ホルモン」は「自律神経」とともに体を制御し、正常に働くのを助けるサポーターのような存在。多彩な顔ぶれで、免疫、エネルギー代謝に働いたり、体の発育、生殖機能の維持に働いたり。いずれも時間をかけて体中を巡るのが特徴で、睡眠中によく働き、アンチエイジングに絶大な力を発揮します。

もし、体内時計が乱れたら？　体内時計の指令どおりに自律神経が働かなかったら？　ホルモンが巡るための毛細血管が閉じていたら？　私たちの体は、若々しく、健やかでいられなくなるのです。

次のページからは、それぞれの働きや特徴をより詳しく紹介していきます。体の中でどのように働き、機能しているかがわかると、若々しくいるための過ごし方が見えてきます。何より、体をいたわる気持ちが増すでしょう。

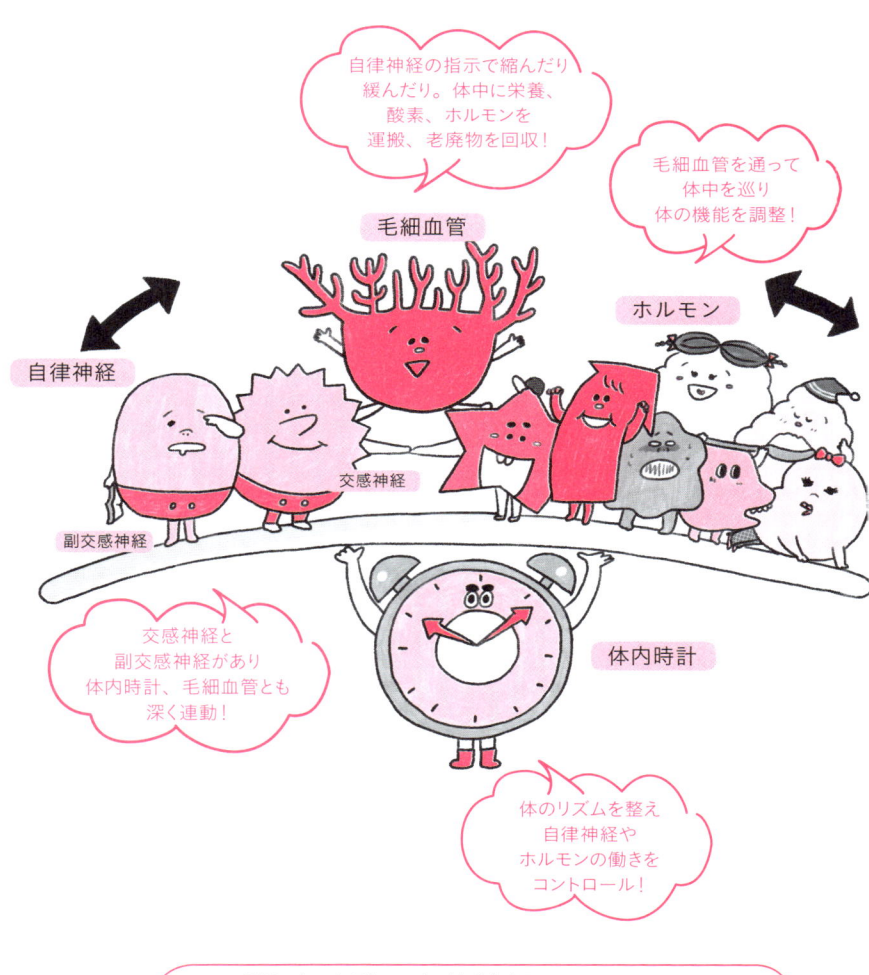

「体内時計、自律神経、ホルモン、毛細血管」はチームワークが大切！

体内時計

体のリズムを整える〝司令塔〟

私、毎日少しずつ
ズレちゃうんです…。
だから毎朝リセット
してください。
リセットしないと、
自律神経は暴走、
ホルモンは無駄になり、
毛細血管は減っちゃいますよ！

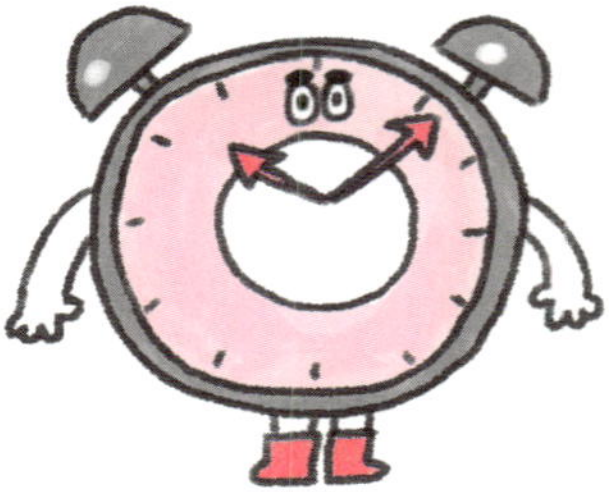

はたらき

一日のリズムを刻み、ホルモン、血流、代謝、体温、自律神経などの体の機能が働く道しるべとなる。

私たちは、なぜ夜になると眠くなるのでしょう? なぜ朝になると目覚めるのでしょう? なぜ早寝早起きが体にいいといわれるのでしょう?

それは、人の体内に地球上の生き物が何十億年もかけて獲得した「サーカディアンリズム」(概日リズム)があるからです。

サーカディアンリズムとは、約24時間の周期で変動する生理現象のことです。このサーカディアンリズムを生み出しているのが、1997年に発見された「時計遺伝子」です。人間の体を構成する約60兆個の細胞すべてが、この時計遺伝子を持ち、体内のリズムを刻んでいることがわかりました。それが体内時計なのです。

人間の体内時計は、眉間《みけん》のあたり(脳の視交叉上核《しこうさじょうかく》)に集中している時計細胞と、全身の細胞1つ1つにある時計遺伝子によって司られています。特に、眉間のあたりに集まる神経細胞は、時計遺伝子が中心になって働く約1万個もの時計細胞のかたまり。強いリズムを刻む「親時計」として、体内時計をコントロールしているのです。オーケストラに例えるなら、眉間のあたりで指揮者である「親時計」がタクトを振り、全身の細胞にある「子時計」が、指揮に合わせてリズムを刻んでいるイメージです。

こんな立派なシステムがあるなら、安心！なんて油断は禁物です。体内時計リズム（人間のサーカディアンリズム）には、気をつけなければいけない点があります。

地球の自転は約24時間ですが、人間の体内時計の1日は24時間11分のサイクル。つまり、地球のリズムより11分長いサイクルになっているのです。この差は、1日で11分、2日で22分、20日で220分（3時間半以上！）へと広がります。ズレをそのまま放っておくと、体の中は大混乱。先のページで解説したように、チームで働く自律神経、毛細血管、ホルモンは、正常に働くことができなくなってしまいます。そうなると、不調や老化がどんどん加速……。

このズレを正すのが、朝起きて浴びる太陽の光です。朝の太陽光を浴びた眉間の親時計は、地球のリズムに合わせてリセットされ、新しいリズムを刻み始めるや、すぐに2つの指令を出します。

1つは「次の睡眠を準備するホルモンの分泌」、もう1つは「自律神経を通じて行われる子時計のリセット」です。

夜になると自然と眠くなるのも、朝になると全身の細胞が目覚めて体が活動モードに切り替わるのも、親時計が正しく働き、指令を出しているからこそなのです。

- 体内時計は、健康に生きるための重要なシステム
- 体内時計は毎朝のリセットが必要！
- 自律神経やホルモンは、体内時計の指令を受けて働く

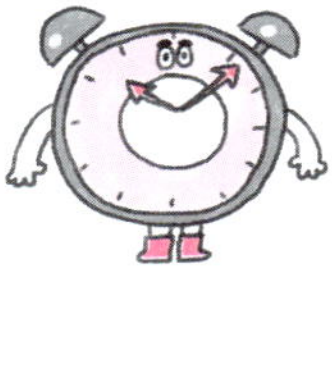

自律神経

体の機能を細やかに整える
〝バランス調整役〟

交感神経

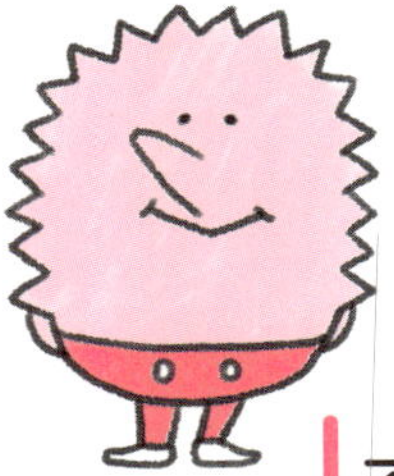

はたらき

日中、運動時、緊張、ストレス時に働き、血管を収縮させて必要箇所に血液を集中させ、体を活動モードにする。

ボクたち2人はバランス命!
最近、夜中まで
スマホをいじっているでしょ?
だからバランスが乱れて困っちゃう。
いつもピリピリ、
眠りたいのに眠れないし、
正直しんどい……。

副交感神経

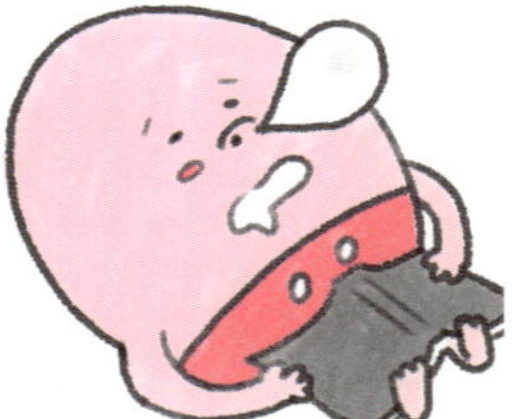

はたらき

夜間、睡眠中、休息中、リラックス時に働く。血管を緩めて全身に血流を行き渡らせ、体の修復をサポート。

私たちは、「心臓よ動け！」、「血液よ巡れ！」、「息を吸え！」などと念じながら生きているわけではありません。自律神経は、こうした内臓の消化機能や血流、呼吸など、無意識に働く機能を調整し、脳とコミュニケーションを取る情報ネットワーク。食事を摂ったら胃を働かせる、気温が下がったら体温を多く作り出す、寝ている間も呼吸が続く、心臓が動き続けるなどは、すべて自律神経のおかげなのです。

自律神経には「交感神経」と「副交感神経」があります。

交感神経は「興奮、緊張、覚醒の神経」。心身を活発にし、エネルギーをたくさん必要とするときに働きが強くなります。基本的には体内時計の指令を受けて活動し、日中の活動に必要な酸素を運ぶために、心拍数を上げ、呼吸のスピードをアップ。毛細血管を収縮させて血圧を上昇させます。さらに、エネルギーを送り込むために、肝臓にブドウ糖を作り出させ、血糖値を上昇。体の臨戦態勢を整えています。

一方、副交感神経は「休息、リラックスの神経」。体内時計の指令を受け、夕方から夜にかけて働きを強め、呼吸を穏やかにし、心臓の動きを安定させ、毛細血管は拡張して血液を全身に巡らせ、血圧は低下。体を緩めて休めるモードにしてくれます。夜に限らず日中でも、食後のくつろぐ時間や、ぬるめのお風呂に浸かったときなどは、副交感神経が優位になります。

こうして、交感神経と副交感神経は、それぞれ相反した働きをしながら、片方が強まればもう片方は静まるという具合で、シーソーのようにバランスを取り合って、体の機能をこまやかに調整しています。また、自律神経は「トータルパワー」も重要です。一見バランスは整っているように見えても、交感神経、副交感神経ともにパワーが弱く、全体のパワーが低下していることもあります。日中、交感神経が上がらず、夜も副交感神経が弱ったままで、睡眠の質も低下。一日中だるいと感じる人は、自律神経のトータルパワーが低下しているかもしれません。

自律神経は体内時計と連動していることもあり、光の影響を受けやすいのが特徴。そして多分に漏れず、加齢によって老化します。自律神経そのものがパワーダウンするだけでなく、特に副交感神経は弱体化しやすく、バランスが崩れやすくなるのです。交感神経はストレスによっても刺激されるので、もし交感神経ばかりが強く働き続けたら、体は緊張状態が続いてダメージを受けてしまいます。もちろん、その逆も体にとってはよくありません。副交感神経ばかりが強く働けば、日中に交感神経が働いてくれず、やる気も能率も低下してしまいます。体内時計のリズムに従って交感神経と副交感神経を、バランスよく働かせるのが、健康の基本なのです。

目には見えない自律神経ですが、医療機関では「ヘルスパッチ」という自律神経測定装置が取り入れられ、アスリートのパフォーマンス向上に使われています。一般向けにも、心拍の変動から自律神経を測定できる「バイタルテラス」というアプリも市販化目前。自律神経は、目で見て管理する時代になりつつあります。

- 2つの自律神経は体内時計と連動して働く
- 交感神経は「興奮、緊張、覚醒の神経」。主に日中、優位になる
- 副交感神経は「休息、リラックスの神経」。主に夕方から夜、優位になる

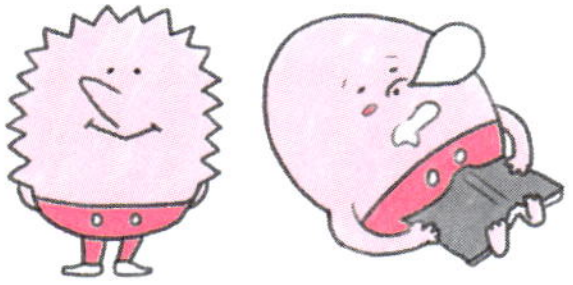

毛細血管

体中を巡る〝人体最大の臓器〟

夜更かし、ドカ食い、
運動不足…。
細かいことを気にしないのも
いいけれど、
若々しい体を作る大事なボクが、
どんどん減っちゃってますよ…。

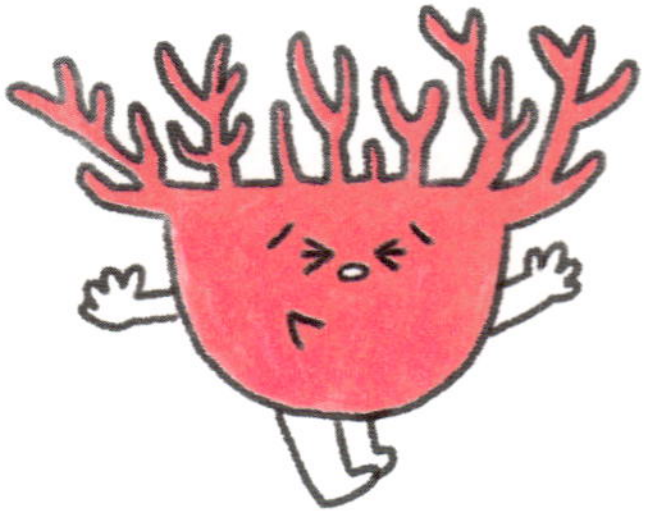

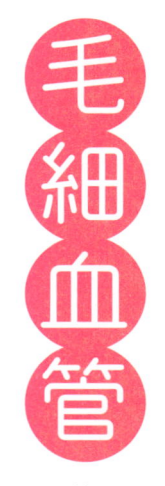

はたらき

細胞へ酸素、栄養、体温、免疫物質、ホルモンを運んだり、不要な二酸化炭素や老廃物を回収。体中をすみずみまでメンテナンスする。

血管といえば、思い浮かぶのが大きくて太い動脈と静脈でしょう。しかし、全身の血管の約99％を占めているのは、実は「毛細血管」です。

毛細血管は、髪の毛の約10分の1の細さで、体中に張り巡らされ、「人体最大の臓器」と呼ばれるほどです。もちろん、それだけの割合で体中に広がっているということは、ただならぬ重要ミッションを担っている証。細いからといって、ないがしろにしてはいけない存在なのです。

私たちの体を作る約60兆個の細胞は、すべて毛細血管を通じて栄養、酸素、二酸化炭素、ホルモン、免疫物質、老廃物などの受け渡しを行っています。実際、どの細胞も、毛細血管から0・03ミリ以内の場所に存在し、毛細血管とやりとりをしています。

毛細血管の細さも、実はちゃんと理由があります。太く大きな動脈や静脈と違い、細いがゆえに抵抗が生まれて血液がゆっくりと流れます。そのおかげで、全身の細胞1個ずつとていねいに栄養や老廃物の物々交換ができるのです。

こうした物々交換は、毛細血管が好き勝手に行っているわけではありません。体のリズムに合わせて自律神経が指令を出し、毛細血管を拡張させて血液を巡りやすくさせたり、収縮させて必要箇所に血液を集めるなどの調整をして行われています。つまり、毛細血管は自律神経の制御を受けて、全身の細胞につながる大切な道を確保しているのです。

では、もし、毛細血管という道が、自律神経の調整トラブルやドロドロ血液のせいで分断されてしまったらどうなるでしょう？　細胞には生きていくための酸素や栄養素はもちろん、体をメンテナンスするためのホルモン、外敵から体を守る白血球などの免疫細胞も届かなくなります。体に悪いゴミを捨てることもできず、ダメージが蓄積……。そのような状態が続くと、細胞は機能を低下させ、通常より早く死んでしまうかもしれません。つまり、毛細血管の衰えは、白髪やシミ、シワ、疲労、内臓トラブル、感染症など、あらゆる不調や老化現象の原因となるのです。

先のページで解説したように、自律神経、毛細血管はともに加齢とともに減少します。毛細血管は45歳からぐんと少なくなり、60代では4割も減ると言われています。劣化した毛細血管の中には、管はあるけれど血流は乏しく一部は消え、退縮してまるでゴーストのようになってしまうことも。しかし、どちらも生活習慣でケアすることが可能です！　毛細血管を元気に保ち、細胞への道をきれいに整備するためにも、まずは体内時計と自律神経の働きを整えることが先決。それこそが、毛細血管をしっかりと働かせるための土台となるのです。

- 毛細血管は重要な働きを担う「人体最大の臓器」
- 自律神経の指令を受けて毛細血管はコントロールされている
- 毛細血管は加齢で減少するが、生活習慣で強化できる！

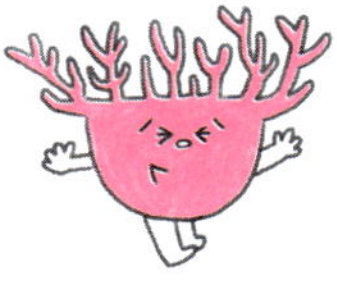

ホルモン

心と体の健康と若さを支える
“サポーター”

私たちはアナタの応援団！
だけどね、生活習慣が乱れたり、
ストレスが多すぎると、
みんな疲れ果てちゃう…。
ほら、やさぐれた
老化ホルモンたちが
暴れ出すよ〜っ！

若返りホルモン

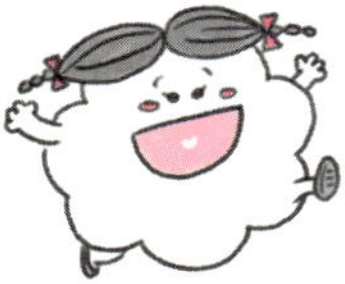
セロトニン

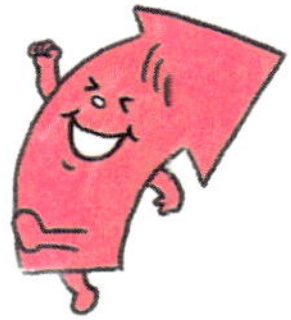
成長ホルモン

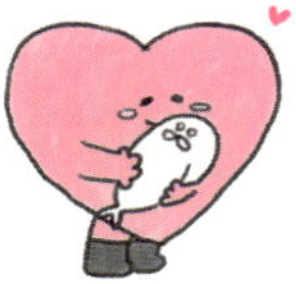
オキシトシン

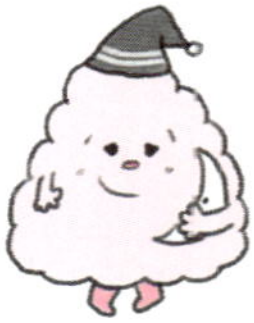
メラトニン

老化ホルモン

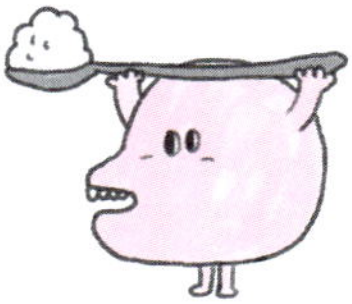

インスリン

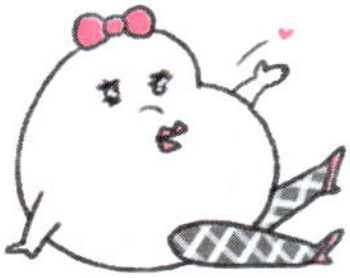

エストロゲン
（女性ホルモン）

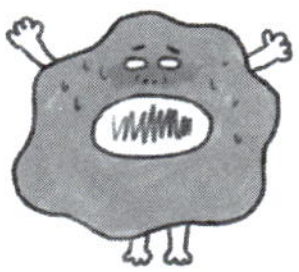

コルチゾール

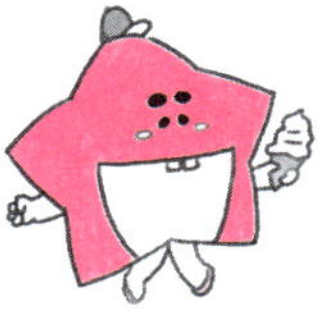

ドーパミン

私たちの体の中では、100種類以上ものホルモンが、日夜、体中をかけ巡り、心と体の健康のために働いてくれています。たとえば、眠っている間に体を修復してくれるアンチエイジングホルモンから気持ちを明るく前向きにしてくれる幸せホルモン、取り込んだ糖を必要なところに届けるホルモンやストレスを撃退してくれるホルモンまで、実に個性豊かです。

ここでは、愛すべき働き者であるホルモンの中でも、老化に対抗するためにチェックしておくべきものをピックアップ。次のページからは、それぞれの働きを詳しく紹介します！

アンチエイジングホルモン

成長ホルモン

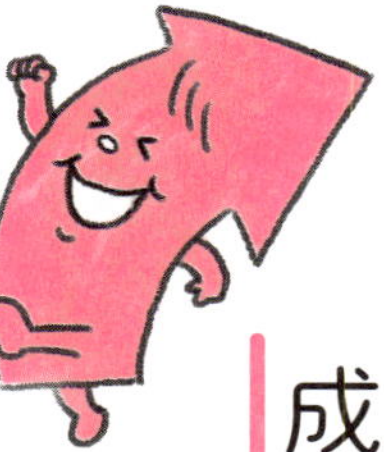

はたらき

筋肉、骨、皮膚などの発育促進。細胞修復、代謝活性化、免疫力強化にも。

しっかり眠って、
体をメンテナンスするのが私たちの仕事。
でも、夜更かしばかりだと
仕事がはかどりませ〜ん。
子どもは「寝る子は育つ」ですが、
大人は「寝る人は若返る」ですよ!

メラトニン

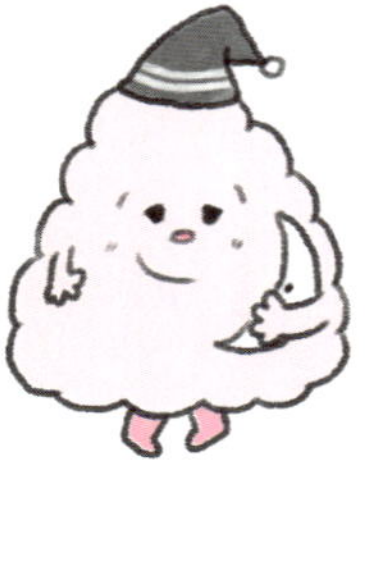

はたらき

眠りを誘い、免疫力を高める。強い抗酸化作用で老化予防、精神安定作用も。

アンチエイジングホルモンの代表格といえるのが、「成長ホルモン」と「メラトニン」です。

成長ホルモンは、その名のとおり「体を成長させるホルモン」ですが、働きは体の成長に限りません。主に寝入りばなの深い睡眠中、運動後や空腹時に分泌され、傷ついた細胞を補修し、肌や筋肉、骨、内臓など体中の組織の新陳代謝をサポートしたり、免疫力や脳、視力の働きを強化するほか、コレステロール値の低下作用もあります。こうした体をメンテナンスする働きこそ、成長ホルモンがアンチエイジングホルモンといわれる理由です。

分泌量は体の成長とリンクしており、20歳頃にピークを迎え、40歳頃になるとピークの半分に、60歳頃になると4分の1にまで減少してしまいます。でも、がっかりしないでください。加齢による減少は、〝適度な〟運動、空腹、ストレスなどによってカバーが可能。年を重ねても、成長ホルモンの恩恵はしっかりと受けられるのです。

また、「睡眠ホルモン」と呼ばれるメラトニンも、重要なアンチエイジングホルモンです。メラトニンは体内時計のリズムに合わせて分泌され、免疫力アップ、フリーラジカルの除去、コレステロール値の低下などの働きで体を老化から守ります。

特に、メラトニンがもたらす質の高い眠りは、アンチエイジングに大きな力を発揮します。睡眠の質が向上すると、さまざまなホルモンの力がアップし、さらにアンチエイジングパワーをアップさせるという好循環が生まれます。

メラトニンによるフリーラジカル除去作用も、アンチエイジングに大きく貢献します。私たちの体は、酸素を使って生きている限りフリーラジカルの発生を避けられません。Part 1でもお伝えした通り、フリーラジカルには強い酸化作用があり、過度に発生すると老化や病気を引き起こします。それを除去してくれるメラトニンは、老けない体作りだけでなく、病気にならないためにも不可欠な存在なのです。

しかし、成長ホルモンと同様に、メラトニンは加齢とともに減少してしまいます。それに伴い睡眠の質も低下しやすくなり、そのまま放っておくと老化が加速してしまうのです。できるだけ体内時計のリズムを乱さず、メラトニンを減らさない生活習慣を身につけることが、良質な睡眠、そしてアンチエイジングのカギとなるのです。ここで加えて紹介したいのが、メラトニン分泌量やリズムに大きな影響を与える「セロトニン」というホルモン。次のページで解説しましょう。

- 成長ホルモンは、体の成長のほか、体のメンテナンスに不可欠
- 睡眠は老化予防の基本！メラトニンがそのカギを握る
- アンチエイジングホルモンは、加齢によって減少するが、生活習慣でフォロー可能！

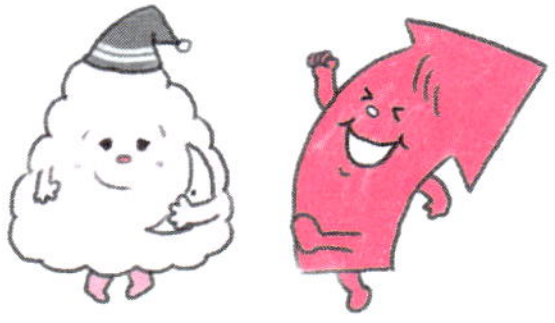

幸せホルモン

ストレスを吹き飛ばす
〝ハッピー伝道師〟

セロトニン

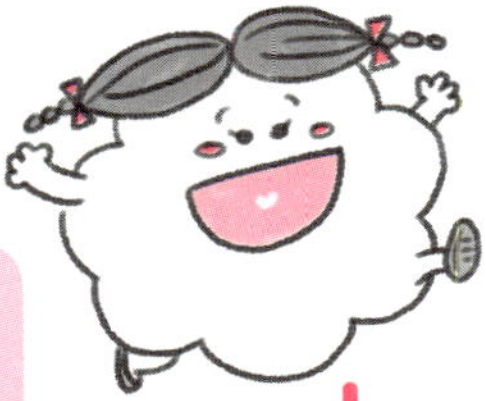

はたらき

脳の働きを整え、ストレスを緩和するほか、フリーラジカルの除去、メラトニンの材料としても働く。

やる気が出ない？　憂鬱？
だから、眠りが浅くて
しんどいし、
余計に一人で悶々と
しちゃうんです。
私たちが元気なら、
ストレスなんてサヨナラ〜！
毎日ハッピーですよ♥

オキシトシン

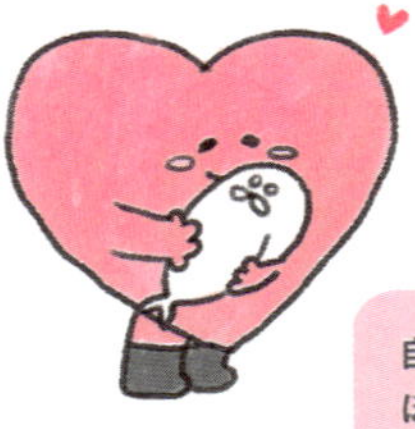

はたらき

自律神経の働きをよくするほか、分娩時には子宮の収縮、乳汁の分泌を促す働きがある。ストレスや不安の軽減、コミュニケーションの向上にも働く。

ストレスが多い現代社会において、まるで救世主のような働きをするのが「幸せホルモン」です。

幸せホルモンの代表である「セロトニン」は、脳内のセロトニン神経と腸内から分泌されるホルモン。特に脳内で分泌されるセロトニンは、脳の情報伝達をサポートするなどして脳を元気にする働きがあることから、うつ病治療のカギを握ることでも知られています。また、日中にセロトニンがたくさん分泌されると、さまざまなストレスが緩和され、幸福感がアップします。これがセロトニンが幸せホルモンと呼ばれる理由の1つです。

セロトニンには、もう1つ重要な働きがあります。それが前の項目で登場した「メラトニン」との関係です。

朝目覚めて太陽の光を浴びることで、セロトニンの分泌がスタート。日中の起きている時間はセロトニンとして働きますが、夜になるとメラトニンに変身。体を睡眠へと導きます。

違う働きをする2つのホルモンですが、互いに影響しあっているのは間違いありません。「充実した睡眠は、セロトニンなくしてありえない」、逆に「セロトニンの分泌は、メラトニンによる十分な睡眠なくしてありえない」のです。

もう1つの幸せホルモンである「オキシトシン」は、出産や授乳に欠かせないことから「愛情ホルモン」と呼ばれるほか、「コミュニケーションホルモン」や「癒やしホルモン」、「思いやりホルモン」などとも呼ばれ、気持ちを優しく穏やかにしたり、ポジティブにする働きがあります。

オキシトシンは、人や生き物と関わりを持ち、触れあったり、興味を持つことで分泌が促されます。たとえば、母親が赤ちゃんを抱っこして穏やかな気持ちになる、ペットとじゃれ合って気持ちが癒やされる、気の合う同僚と居酒屋でたくさん話をしてポジティブな気持ちになる、恋人と手をつないでデートをする、憧れのアーティストのコンサートに行って元気になる、困っているおばあさんを助けることで優しい気持ちになったなどは、すべてオキシトシンの分泌によってもたらされる〝ハッピー〟なのです。

こうして生まれるハッピーは、ストレスに打ち勝つパワーが満載です。何かと刺激を受けやすい交感神経を落ち着かせて、副交感神経を優位にし、心身をリラックスさせたり、毛細血管を元気にする効果も期待できるでしょう。

- 幸せホルモンが老化の敵であるストレスを緩和
- セロトニンなくして「睡眠ホルモン・メラトニン」は十分出ない！
- オキシトシンは、他者や生き物などとの「触れあい」で分泌
- オキシトシンが分泌されると、穏やかでポジティブな気持ちになれる

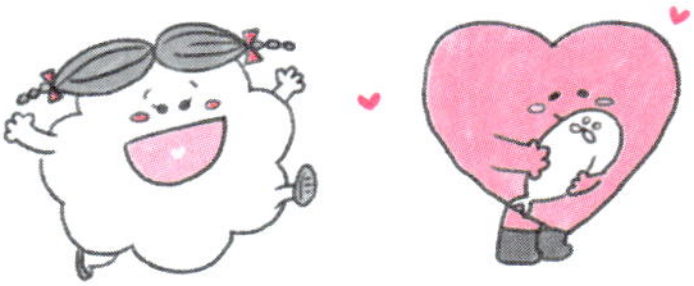

美肌ホルモン

キレイを支える〝美容番長〟

エストロゲン

（女性ホルモン）

加齢とともに量が
減ってきました。
ほら、肌のハリ、ツヤが
衰えてきたでしょ？
食事、運動、休息で、
サポートしてね！

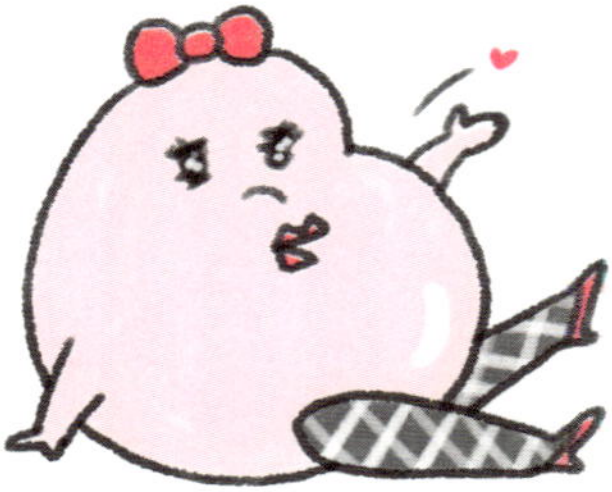

はたらき

コラーゲンを増やし、肌、髪をつややかに保つ。気持ちを明るくしたり、骨や血管を丈夫にする働きも。

女性ホルモンには「エストロゲン」とプロゲステロンの2種類があり、そのうち「美肌ホルモン」と呼ばれるのがエストロゲンです。エストロゲンは、**女性の妊娠機能を保つほか、肌のツヤ、潤いを保ち、肌のハリを支えるコラーゲンを増やしたり、つややかな髪を作る働き**があります。まさに、**女性のための美容ホルモン**なのです。

ところが、女性は45歳頃から急激にエストロゲンの量が減少、分泌のリズムも乱れ始めます。これがいわゆる「更年期」です。更年期になると、エストロゲンが減少する影響で、骨の代謝が悪くなり骨《こつ》粗《そ》鬆症《しょうしょう》を引き起こしたり、不眠や動脈硬化が起こりやすくなります。更年期の対処法は、94ページで詳しく解説しています。

- エストロゲンは、肌や髪を美しく保つ！
- 45歳頃から急激に減少、分泌が乱れ「更年期」に
- エストロゲンの減少は骨代謝低下、不眠、動脈硬化などの原因に

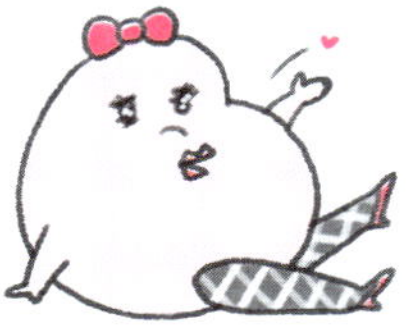

やる気アップホルモン

陽気で明るい気持ちの〝盛り上げ役〟

ドーパミン

最近やる気が
出ないでしょ？
それはね、
ボクが不足してるから
なんだよ…。

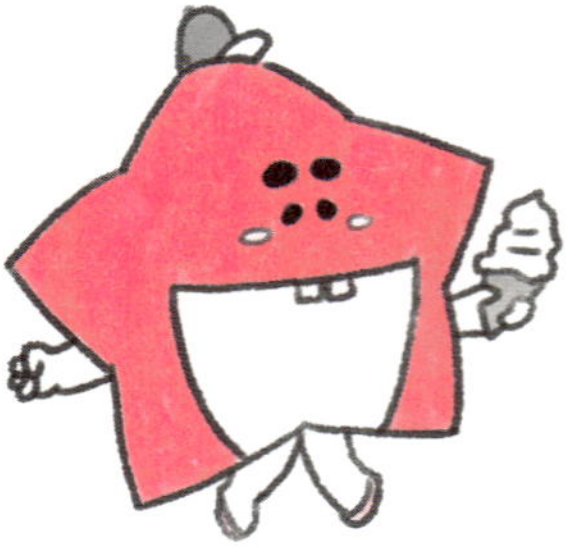

はたらき

やる気を作り出す、感じる、快感、多幸感を得るための脳内ホルモン。脳内の神経伝達に関与し、運動機能の調整にも作用。

楽しい! 嬉しい! そんな体験にはドーパミンという脳内ホルモンが関係しています。そのパワーはとても強く、やみつきになる感覚を与えることから「脳内麻薬」とも呼ばれるほどです。

もちろん、楽しい、嬉しい感情は、やる気の源。**脳内でドーパミンが分泌されて働けば、やる気が出て心も体も活発に動き始めます。**動くことで再び嬉しい経験をすると、またドーパミンが出るという好循環に。「何かをすると楽しい、嬉しい経験ができる」という強力な学習効果によって、ドーパミンを増やすことができるのです。逆に何も行動せず、ドーパミンが出なくなると、好きだったことですらやめてしまうという研究結果が、ハーバード大学の動物実験で確認されています。

- ドーパミンによる〝楽しい〟学習効果がやる気アップの起動力!
- 行動しないとドーパミンは出なくなり、やる気は減退…。

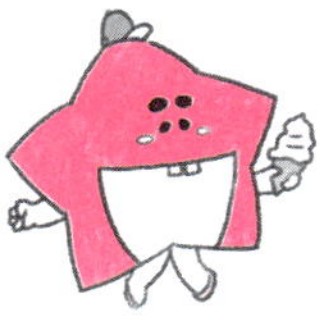

老化ホルモン

増えすぎ禁物！
〝取り扱い注意ホルモン〟

インスリン

血糖値を下げるために頑張ってます。
でもね、早食い、菓子パンオンリーだと、
ボクの頑張りも追いつかないっす…。

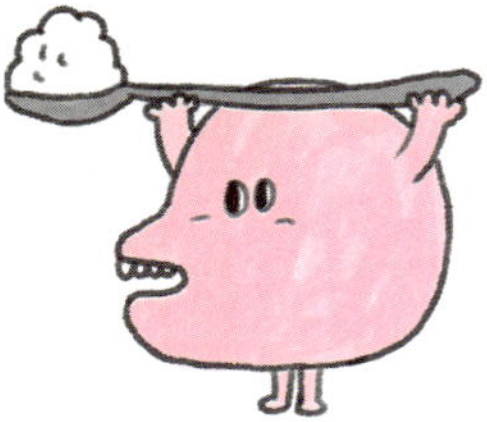

はたらき

血糖値を下げる唯一のホルモン。血液中の糖を組織に届け、余った糖を脂肪組織に蓄えさせる。

コルチゾール

ボクはストレス退治や体脂肪燃焼作業担当。
だけど夜な夜なドカ食いすると、
体脂肪にまで手が回りませ〜ん！

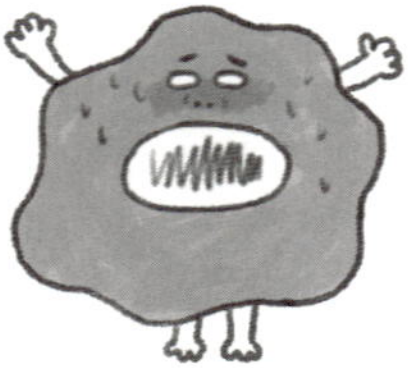

はたらき

脂肪や糖を分解させるほか、抗アレルギー作用も。過剰分泌されると、アンチエイジングホルモンを抑制し、老化、体脂肪増加などを引き起こす。

ホルモンは、どれも体の機能を調整するのに欠かせないものですが、つきあい方によっては、老化の原因になるものがあります。その代表が「インスリン」と「コルチゾール」です。

インスリンはすい臓から分泌され、血糖値を下げて体中の細胞にエネルギー源となる糖を届けるという重要任務をこなすホルモン。しかし、分泌量が増えると体脂肪増加を促進させることから「肥満ホルモン」とも呼ばれています。

通常の糖質摂取量で血糖値の上昇が穏やかであれば、出動したインスリンは血液中の糖を体中の細胞に届けて任務完了。血液中の糖は減り、血糖値は低下。届けられた糖は、細胞や組織でエネルギー化されたり、適度に貯蔵されます。

問題は、急激な高血糖などでインスリンが過剰に分泌されたときに起こります。インスリンによって血液中の糖はせっせと細胞や組織に送り込まれますが、使われずに余った糖は、インスリンの働きによって脂肪に変身させられてしまいます。つまり、インスリンがたくさん出た＝体脂肪が増えるということになるのです。これがインスリンが肥満ホルモンと呼ばれる理由です。

また、インスリンの作用によって脂肪細胞が増大すると、インスリンの効きを悪くしたり、高血糖を招く悪玉ホルモンが分泌され、逆に血管壁を修復して動脈硬化を防ぐ働きのある善玉ホルモンの分泌が低下。高血糖や高血圧、肥満を引き起こし、老化が加速されてしまうのです。

もう1つの「老化ホルモン」は、コルチゾール。別名「ストレスホルモン」です。通常、体内時計のリズムに合わせて分泌され、睡眠中の午前3時ぐらいから明け方にかけて分泌量が増え、体を覚醒させたり、炎症やアレルギーを抑えたり、脂肪を燃焼させてエネルギーを作り出すなどの働きがあります。

これもインスリンと同じく、分泌量が適量なら体のリズムを整えたり、免疫力の向上などに役立ちますが、睡眠不足や強いストレスによって過剰に分泌されると、血糖値上昇、免疫力低下、血圧上昇などを誘発し、さらに、若返りを担うステロイドホルモンの一種で、女性ホルモンや男性ホルモンなど性ホルモンのもとになるDHEA（デヒドロエピアンドロステロン）を浪費。そのような状態が長く続くと、体はダメージを受け、老化が促進されてしまいます。

このように、インスリンとコルチゾールは時として「老化ホルモン」になってしまいますが、けして悪者ではありません。体の調子を整えるチームの一員として働かせるか、はたまた老化ホルモンに変貌させてしまうかは、自分の生活習慣次第なのです。

- インスリンは血糖値を下げる唯一のホルモン
- 高血糖によってインスリンが増えると、体脂肪が増える！
- コルチゾールは明け方に分泌され、睡眠から体を覚醒させる
- ストレスや睡眠不足で過剰に出たコルチゾールは、体を老化させる！

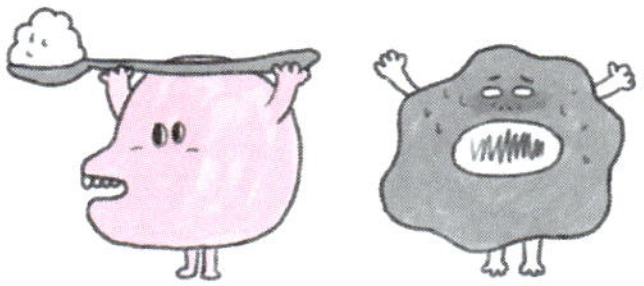

ハーバード大学

Dr. 根来レポ②

あらゆる不調が多発する
更年期…。
軽やかに乗り切りたい！

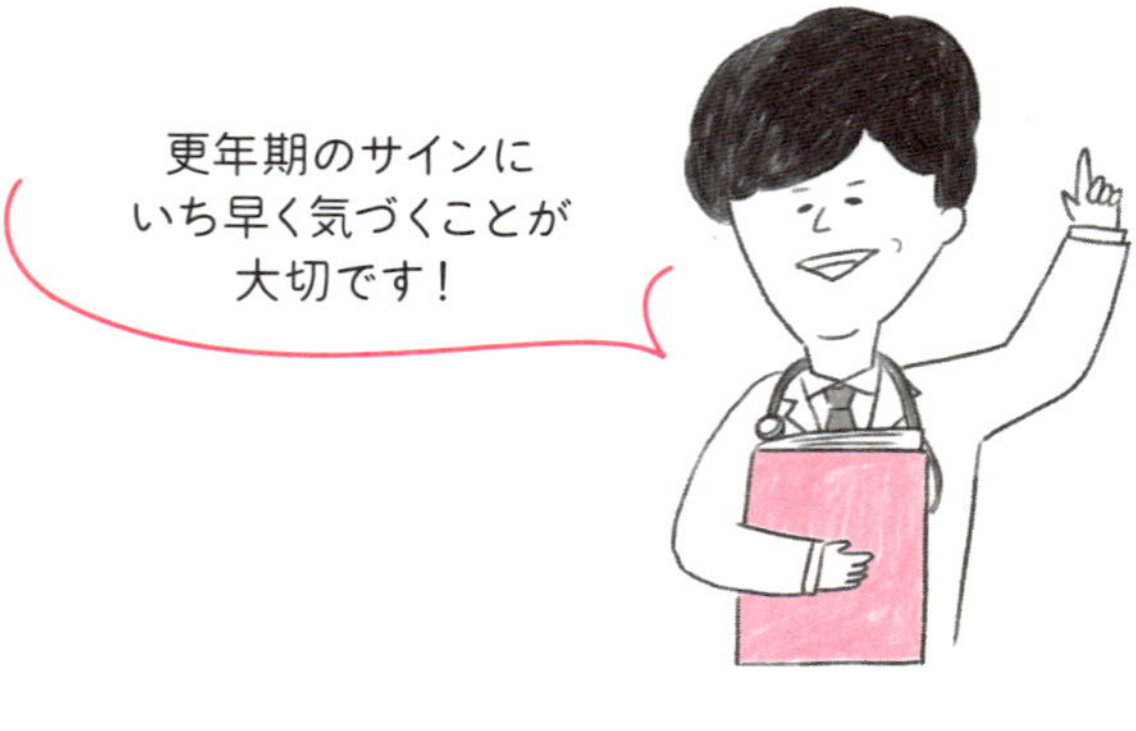
更年期のサインに
いち早く気づくことが
大切です！

女性の心身の健康をお話しするうえで、欠かせないのが「女性ホルモン」です。

女性ホルモンの分泌がスタートし、胸が膨らみ始め、初潮を迎える「思春期」。女性ホルモンが十分に分泌され、月経の周期が定まり、心身ともに安定し、妊娠、出産に最も適した体となる「成熟期」。女性ホルモンの分泌が急激に変化し、閉経を迎える「更年期」。女性ホルモンの分泌がほとんどなくなる「老年期」。老年期を迎えるまでのすべてのステージで、心身の変化に関わっているのが女性ホルモンなのです。

中でも、最も急激に心身の変化が起こる更年期は、女性ホルモンの分泌量が安定しなくなったり、急激に減ることで不調を招くケースがたくさんあります。特に女性ホルモンの一つであるエストロゲンは、血管や骨、肌を守ったり、脂質代謝、自律神経の調整にも関わる重要なホルモン。「やる気アップホルモン」のドーパミンや「幸せホルモン」のセロトニンなど、脳内の神経伝達物質の分泌を刺激する働きもあります。つまり、エストロゲンの減少によって、あちこちで体の機能を維持する機能が低下してしまうわけです。

さらに、40代以降は、自律神経の働きも乱れやすくなり、副交感神経が低下しやすく、交感神経が優位になりがちに。眠れなくなったり、イライラしたり、疲れやすくて体がだるくなるなどの症状が出やすくなります。不調が原因で、気持ちが落ち込み、それがさらに不調を招く

ハーバード大学
Dr. 根来レポ②

という悪循環に陥ってしまう人も珍しくありません。もちろん、これだけの変化が起こっているのですから、不調が出るのは当たり前！　少し気を楽にして受け止め、前向きに対処法を考えましょう。

「女性ホルモン」も「自律神経」も、単独で働いているわけではありません。低下しがちな自律神経の働きは、外に出て散歩をしたり、十分な睡眠をとることで成長ホルモンやセロトニンなどが働いて助けてくれます。また、弱くなりがちな血管は、抗酸化食材や魚介をこまめに食べたり、糖質を少し控えて高血糖を予防することで守ることができます。もし、気持ちが落ち込んでしまったら、植物の世話をしたり、ペットを連れて散歩に行ったり、友だちに電話してみましょう。「幸せホルモン」のオキシトシンが増えて、気持ちを穏やかにしてくれるでしょう。

更年期を迎え、女性ホルモンや自律神経などの働きが低下した分は、他の機能をしっかりと働かせることで補えます。体は1つのチーム。不得意なこと、足りないものは補い、助け合うことができる、素晴らしいチームなのです！

更年期によくある「3大症状」

ホットフラッシュ
急な汗やのぼせは、女性ホルモン減少のサイン！

睡眠障害
自律神経、睡眠ホルモンの働きが急降下中！

うつな気分
脳の機能低下、血流低下が進行中！

更年期を乗り切る3つのヒント

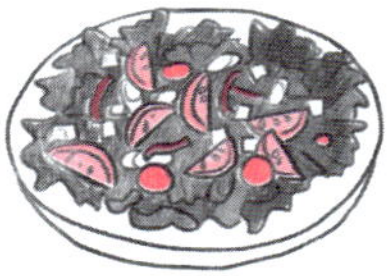

1. 食事はポップな色どりで体の抗酸化力を底上げ！

女性ホルモン減少による体の抗酸化力低下を補うためにも、抗酸化成分をたっぷり取り入れましょう！

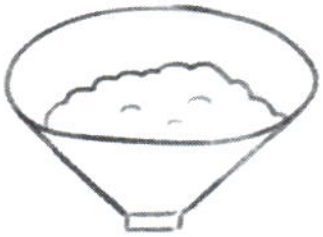

2. 主食やスイーツはほどほどに「糖化」を予防

高血糖が続くと、組織の機能を低下させる「糖化」が発生。酸化のリスクが高まる更年期は、糖化を防ぐ努力も必要！

3. 青魚をこまめに食べて血液サラサラ！

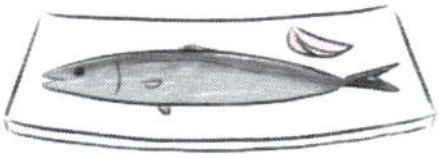

青魚に含まれるオメガ３（n-3 系不飽和脂肪酸）。こまめに食べて、サラサラ血液をキープしましょう！

男性にも更年期が…！ビールの飲みすぎや、「メタボ」に注意を

男性ホルモン減少による「男性更年期」はけして珍しくありませんが、女性と同様に、食事や生活習慣で軽症に抑えることは可能。＋αで気をつけるべきは、ビールの飲みすぎです。ビールに含まれるホップには、女性ホルモン同様の働きがあることが確認されており、飲みすぎが続くとプリン体の上昇だけでなく性ホルモンのバランスに影響がある可能性も。「メタボ」も男性ホルモン減少のサインなので、生活習慣の見直しが急務です！

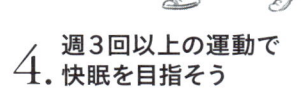

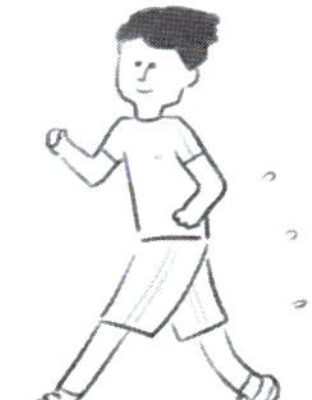

4. 週３回以上の運動で快眠を目指そう

運動によって血流がよくなり、毛細血管が健康に。自律神経や体内時計も整い、眠りの質も向上！

朝日を浴びる
ようになって、
体スッキリ！

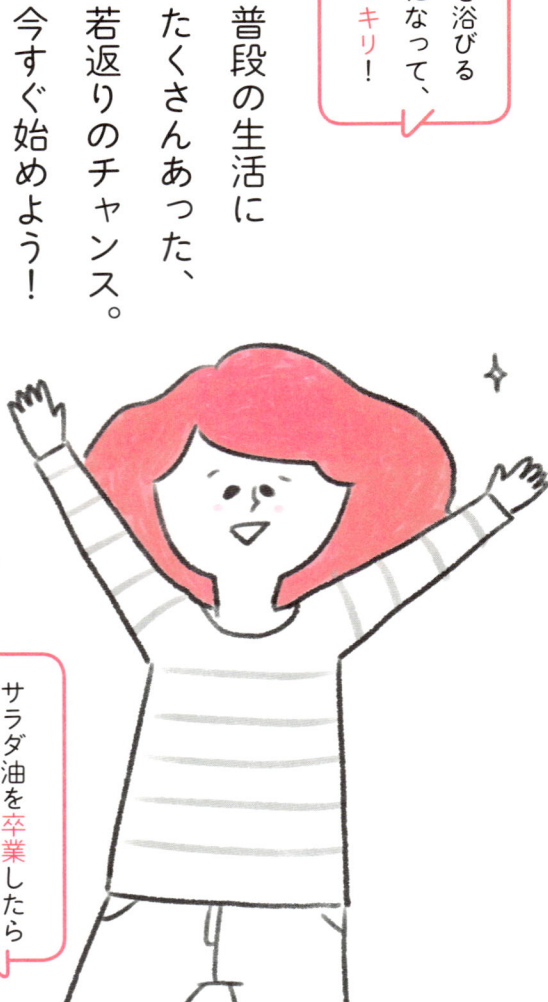

普段の生活に
たくさんあった、
若返りのチャンス。
今すぐ始めよう！

昼寝を始めたら、
頭も体も軽やか～

笑顔を
作ってみたら、
元気が出てきた！

顔トレで、顔が
引き締まった♥

サラダ油を卒業したら
お肌がいい感じ！

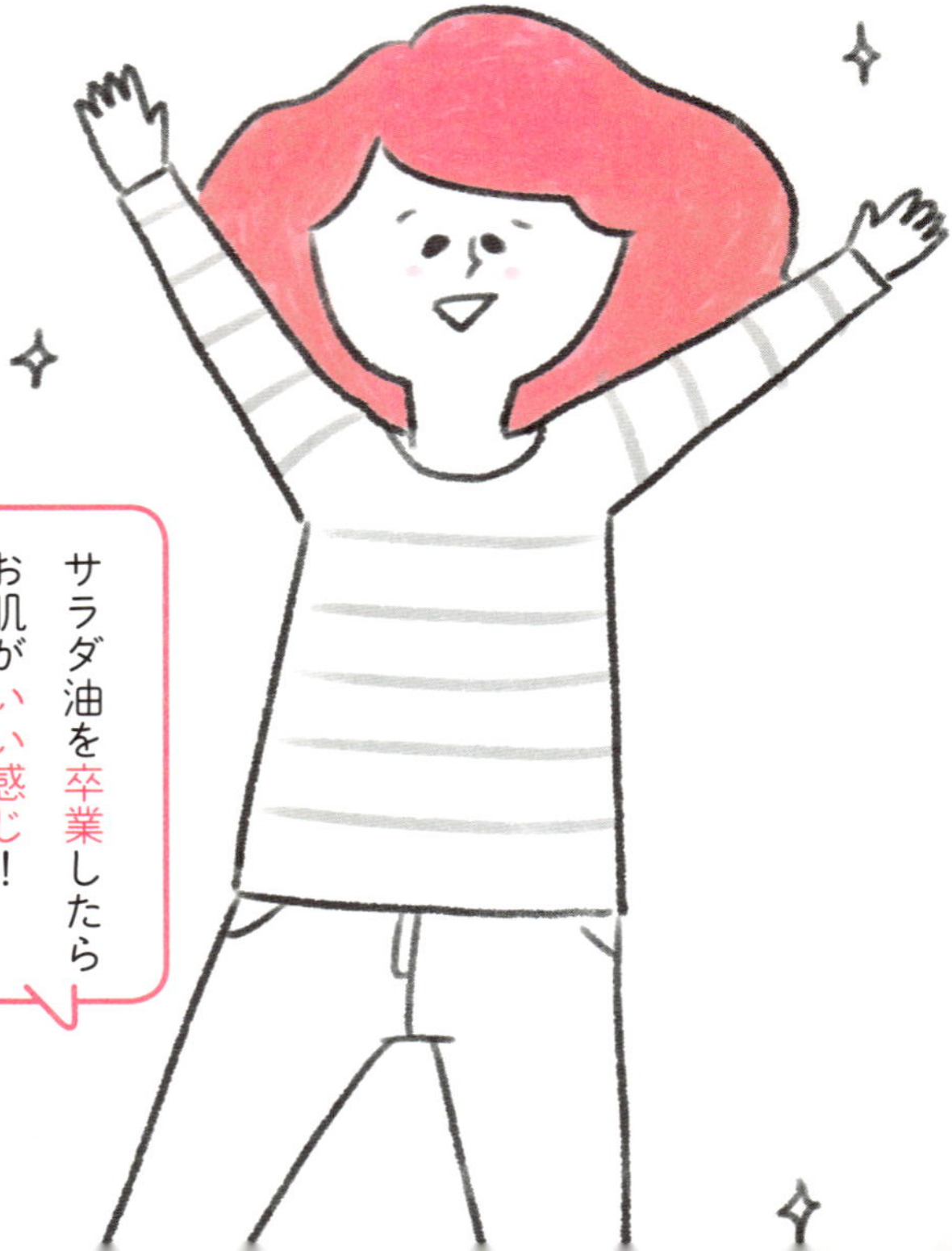

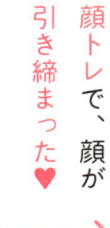

Part 3

毎日コツコツ若返る！
睡眠、食事、運動、メンタルケアのコツ

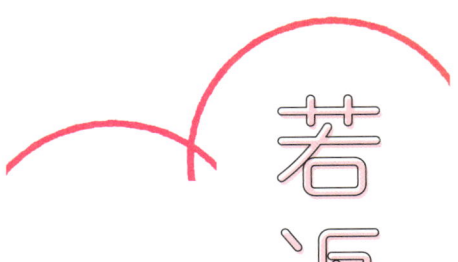

若返る睡眠

〝いい睡眠〟は最強の若返り薬！

睡眠は体の再生工場ということを知っていますか？　体は眠っている間に毛細血管を緩めて体中に血液を巡らせ、栄養素や体内時計のリズムに合わせて分泌される成長ホルモン、メラトニン、コルチゾールなどのホルモンを働かせ、傷ついた細胞や組織の修復を行います。こうして私たちの体は毎晩メンテナンスされ、健康に保たれているのです。言葉にすると、たやすいことのようですが、体を構成する細胞約60兆個すべてと、毛細血管を通してやりとりをし、コツコツとメンテナンスすることを想像してみてください。けして短時間でパパッと終わりそうもない……、そんな気がしませんか。

そこで大切となるのが〝いい睡眠〟です。「起床の8時間前には布団に入っています」といっても、寝付きが悪く、夜中に何度も目が覚めてしまうなら、それはいい睡眠とはいえません。「自分は4時間睡眠で十分！」と豪語しても、休日にダラダラと寝坊してしまうなら、それはいい睡眠を確保できていない証拠です。

〝いい睡眠〟とは、体のリズムを整え、しっかりとメンテナンスが行き届く、量、質ともに充実した睡眠のことです。人間の体はスイッチ1つでオン、オフはできません。自分で自分の体を大切にするホスピタリティーが必要です。

ここでは、体が快適で若々しくいるために必要な睡眠習慣のコツを紹介します。しっかり眠れないというのは、老化のサインでもあります。良質な睡眠で体を再生し、今日の〝老け〟をリカバリーしましょう。

毎朝同じ時間に起きて太陽を見ると、体内時計がリセットされて睡眠リズムも整う!

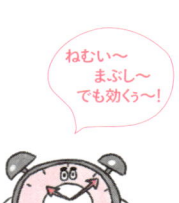

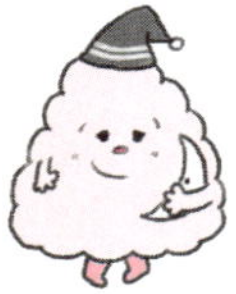

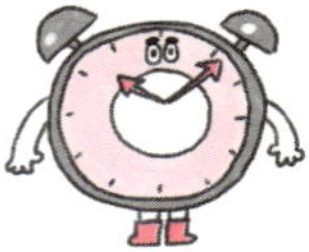

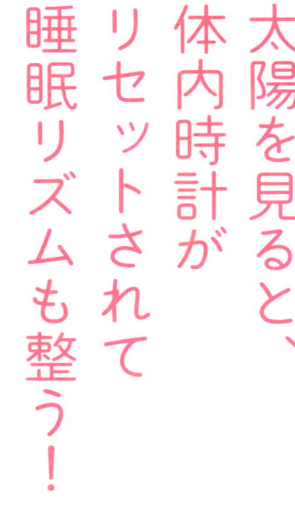

「朝、太陽の光を浴びて活動する」。これは人類が進化の過程で獲得した、生き延びるための「習慣」です。

この習慣のポイントは朝の太陽の光で体内時計がリセットされ、体のリズムが整うということ、そしてリセットされた体内時計によって、睡眠ホルモンの準備が進められること。

ダラダラと寝坊した日の寝付きが悪くなるというのは、体内時計のリセットと、睡眠ホルモンの準備がされなかったことが原因です。

睡眠は、**朝、太陽の光を浴びる→体内時計をリセット→睡眠ホルモン準備のためのセロトニンが分泌→約15時間後に睡眠ホルモンのメラトニンが作られる→眠くなる**、という仕組みでリズムができています。つまり、睡眠の準備は、朝からスタートしているのです!

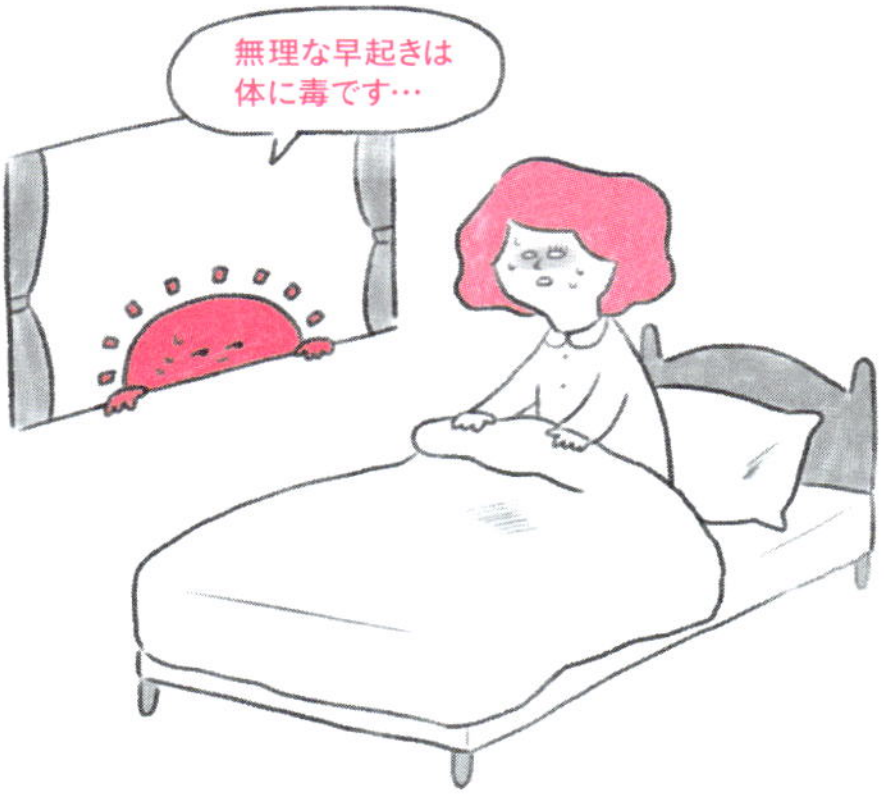
無理な早起きは
体に毒です…

早起きは、体にいいの？悪いの？

早起きが体にいいのは事実ですが、睡眠時間を削ってまで早起きをすると、体中をメンテナンスするはずだったホルモンたちは、せっかく分泌されてもタイムアップ。そのせいで、疲れは取れず、お肌もボロボロ…。無理な早起きより、毎朝同じ時間に目覚めることを優先しましょう。

「昼夜逆転生活」の人のための体内時計リセット方法

昼夜のメリハリを作るのがポイントです。夜起きたら、今は朝だと体に思わせるために、蛍光灯の強い光を浴び、体をしっかりと動かしましょう。日中眠るときは遮光カーテンなどで部屋を真っ暗にし、夜の環境を作ります。起きている時間帯に規則正しく食事を３食摂ることも大切です。

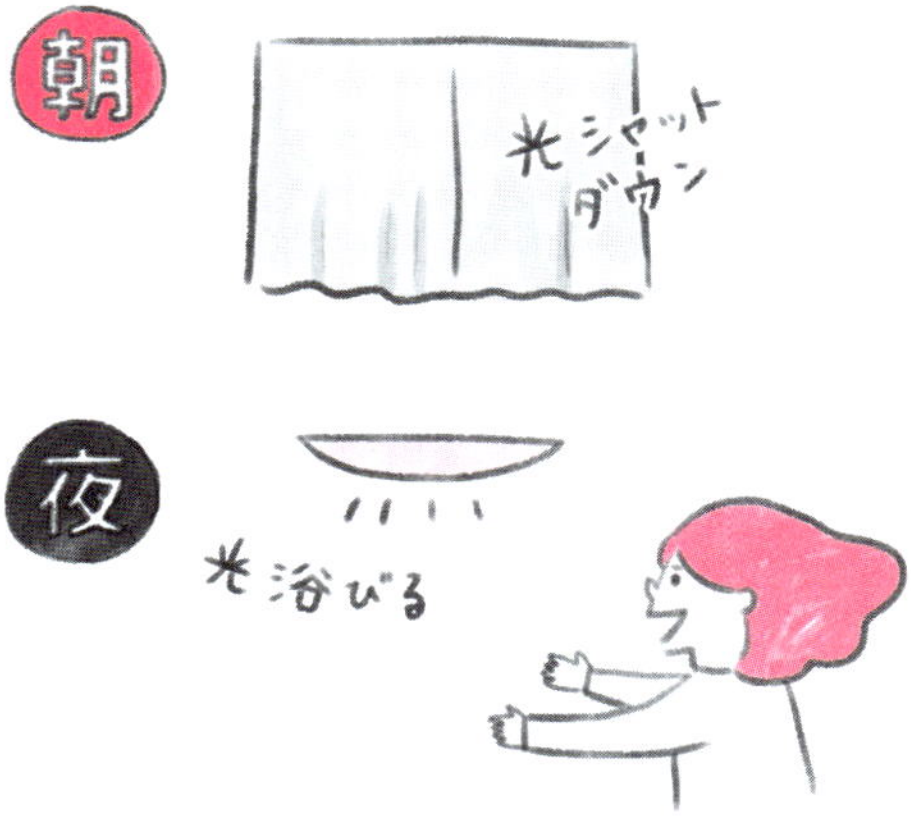
朝
光シャットダウン
夜
光浴びる

若返る睡眠②

7時間睡眠で体の再生工場をフル稼働！これが肥満予防&若返りの秘訣

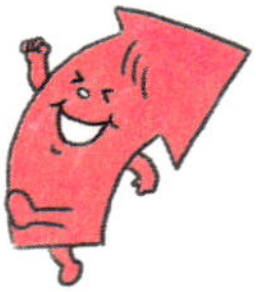

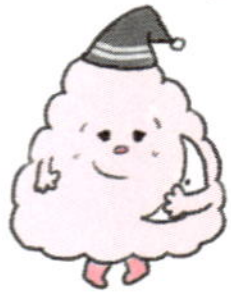

アメリカで100万人を対象にした睡眠時間と寿命についての調査によると、睡眠時間が7時間の人たちに比べて、3時間半〜4時間半の人たちと、8時間半の人たちは死亡率が15％も高かったという結果が。つまり、理想の睡眠時間は7時間。長すぎても短すぎてもよくないということが証明されたのです。

睡眠時間が短い場合、アンチエイジングホルモンが働ききれません。こうした状況が3日間も続けば、血圧や血糖値が上がり、毛細血管や細胞が傷つきます。さらに、脂肪燃焼作用のあるコルチゾールの恩恵を受けられず、太りやすくなるケースも。また、睡眠時間が長すぎる場合は、体内時計が乱れやすく、不調が起こりやすくなります。特に脳機能は長すぎる睡眠で老化するので、ご注意を！

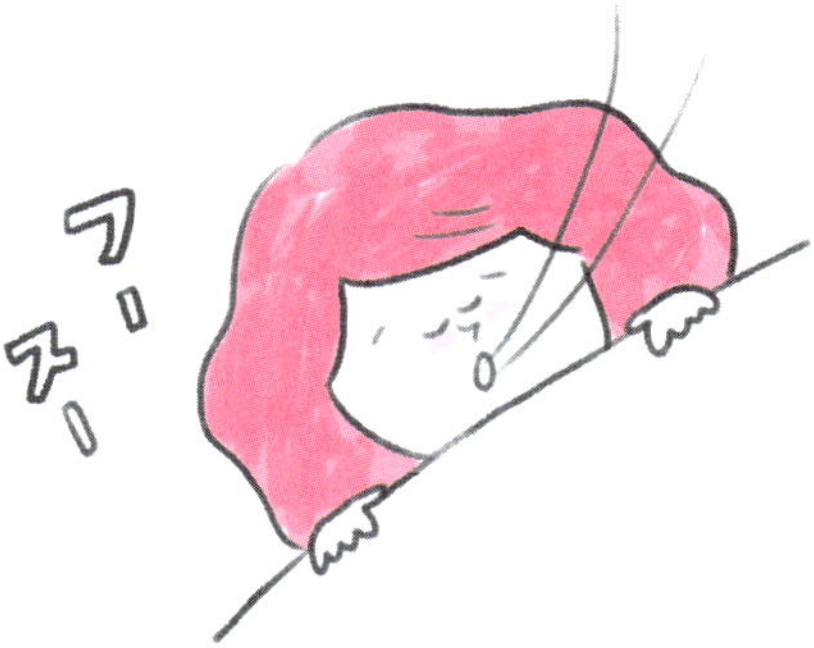

入眠を誘う深呼吸

眠らなくちゃ！と力みすぎて眠れなくなるというケースは、実は珍しくありません。なかなか眠れないときは、電気を消して目をつぶって深呼吸しましょう。これだけで副交感神経が優位になり、人は自然と眠くなります。

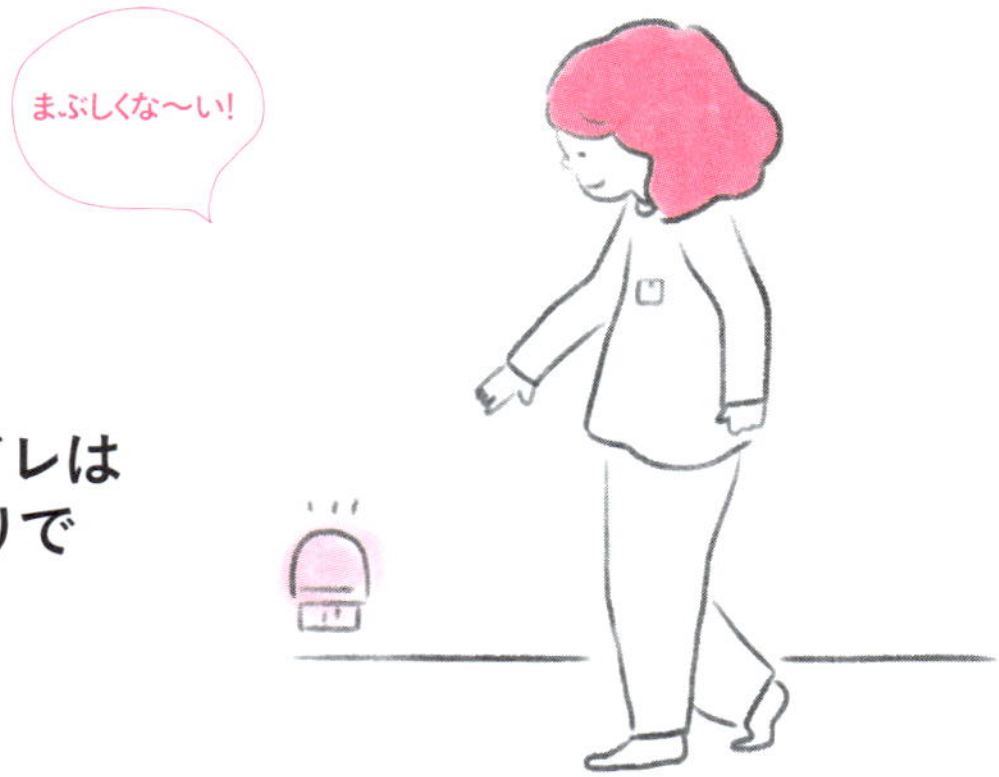

夜のトイレは薄明かりで

夜中に目が覚めてしまった場合、つい起き上がって電気を付けてしまいがちですが、それはNG！睡眠ホルモンが一気に下がり体が覚醒モードになってしまいます。それはトイレに起きるときも同様。加齢とともに抗利尿ホルモンが減るので、夜中に起きる回数も増えますが、できるだけ睡眠の妨げにならないよう、足元だけを照らすフットライトや間接照明を活用し、明るい光を避けましょう。目が覚めてしまっていても、照明を付けずにベッドに戻り、そのまま静かに目をつぶっていれば、自然と眠気が訪れます。

若返る睡眠③

起きて1時間以内の朝ごはんで「腹時計」をリセットすれば、眠りのリズムも自然と整う

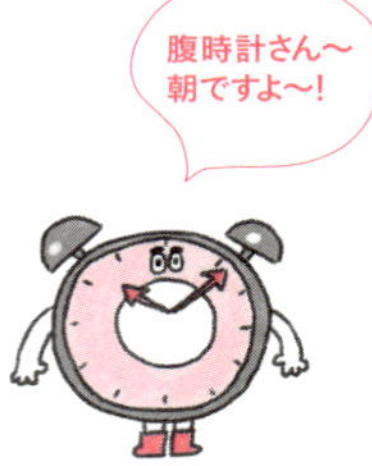

最近、私たちの体には「腹時計」が存在し、それが体内リズムと大きく関係していることがわかってきました。102ページで解説したように、朝日を浴びることで親時計はリセットされ、新しいリズムでタクトを振り始めますが、全身の子時計には伝わりきりません。

そこで登場するのが腹時計です。腹時計は、全身の細胞にある子時計のリーダー的存在。**起床後1時間以内に朝食を摂ることで、腹時計はリセットされ、親時計のリズムを子時計たちに伝える**のです。

もし、朝食を抜いたり、起床から数時間後に朝食を摂ったなら、子時計のリズムはズレたまま。体のリズムは狂い、睡眠ホルモンのメラトニンをはじめとする多くのホルモンの分泌が乱れ、眠りのリズムも体調も崩れてしまうのです。

こんな朝食がGOOD!

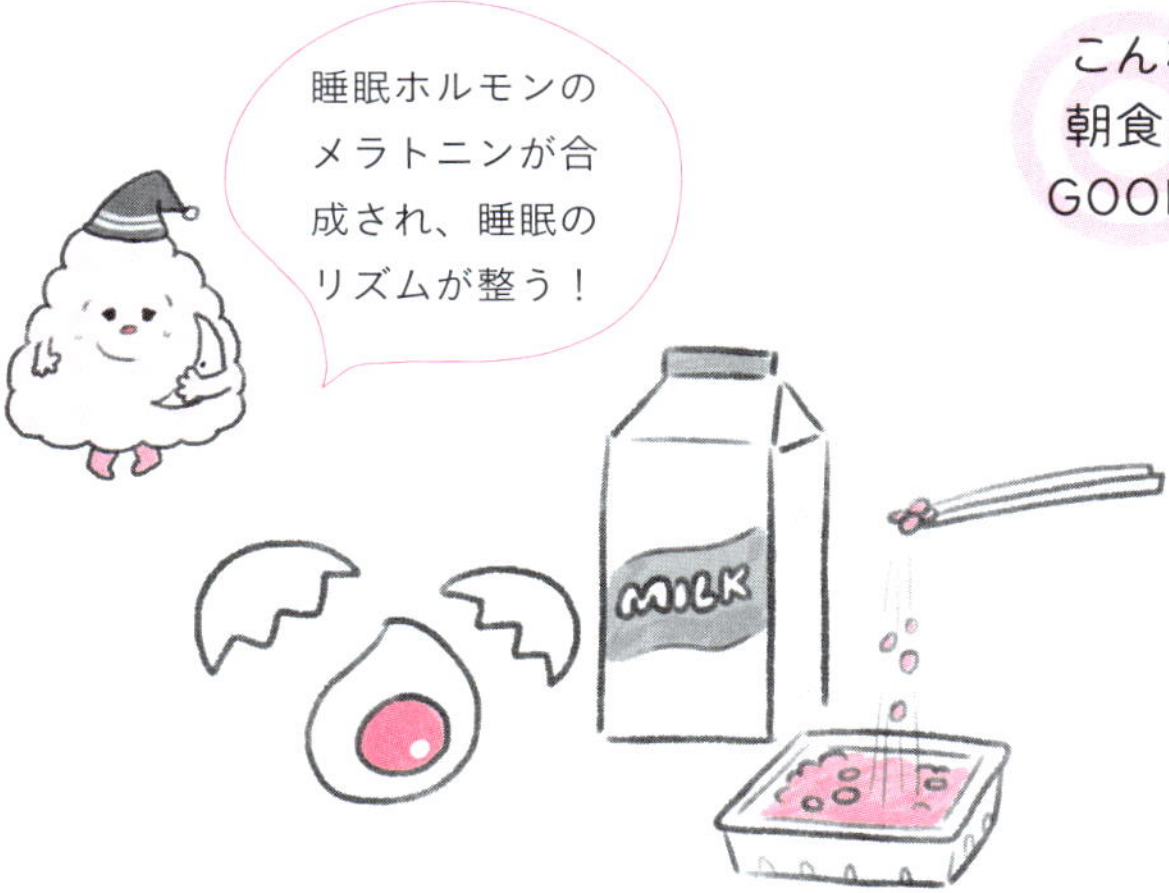

朝のタンパク質摂取でメラトニンがしっかりできる！

朝、乳製品や卵、納豆などのタンパク源に含まれるトリプトファンを取り入れる。

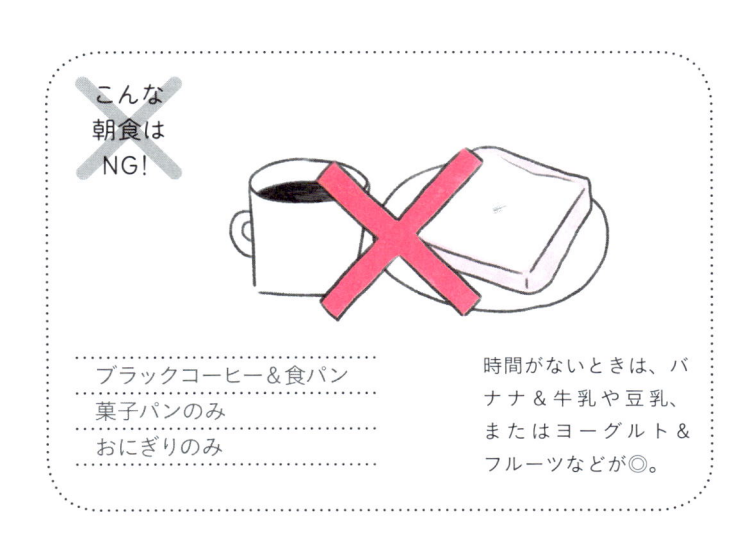

こんな朝食はNG!

- ブラックコーヒー＆食パン
- 菓子パンのみ
- おにぎりのみ

時間がないときは、バナナ＆牛乳や豆乳、またはヨーグルト＆フルーツなどが◎。

若返る睡眠④

15時まで30分以内の昼寝で脳も神経も体も一気にリフレッシュ！

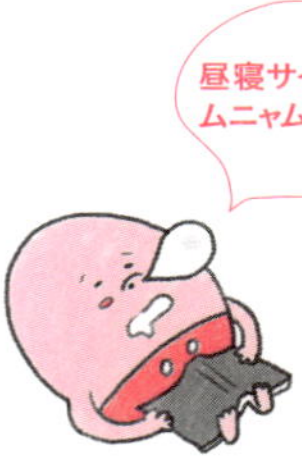

ランチを食べてひと息つくとやってくるのが、食後の睡魔です。食事内容や個人差も関係しますが、朝7時に起きた場合、午後2時頃に眠くなるのは、時計遺伝子に組み込まれたもの。休息を促すサインなのです。

そこで、おすすめするのが昼寝です。15～30分程度の短い仮眠は、脳を休息させ、仕事の能率を上げてくれます。「戦略的仮眠」としてグーグルやアップルなど大手外資系企業で取り入れられており、日本の大手企業でも導入を勧めています。

昼寝の鉄則は15時まで30分以内。それ以上眠ると体内時計が狂い、夜の睡眠に支障が出てしまいます。どっぷり眠るのではなく、うとうとと眠るのがポイント。仮眠によって脳が休まると、頭も体もスッキリ！　午後の仕事の効率が、格段にアップするでしょう。

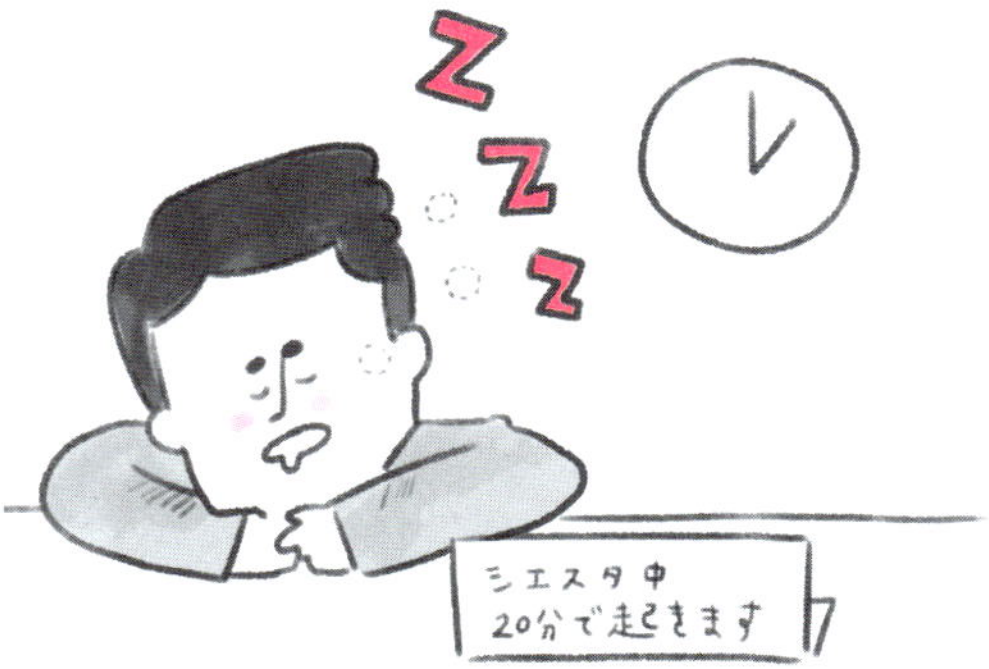

リズムを乱さない仮眠のポイント

①15時まで30分以内
②毎日同じ時間に仮眠する
③仮眠の儀式「深呼吸」で眠りのスイッチをON
④横にならず、イスに座った状態で脳だけを休める
⑤起きたら背筋を伸ばして体を動かす

横になっての爆睡はNG！

昼寝とはいえ、長い時間眠ってしまうと体内時計が乱れ、メラトニンの分泌がストップし、夜眠れなくなってしまいます。

爆睡が心配な人は…

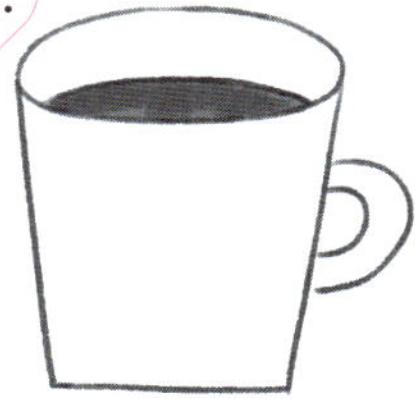

お昼寝前にコーヒーや緑茶、紅茶などをカフェインを含むドリンクを飲み、覚醒作用を取り入れてください。約30分後に効果が出て、スッキリ目覚められます。

若返る睡眠⑤

小さくても強い光はお邪魔虫！22時以降はやさしい灯りで自律神経を穏やかに

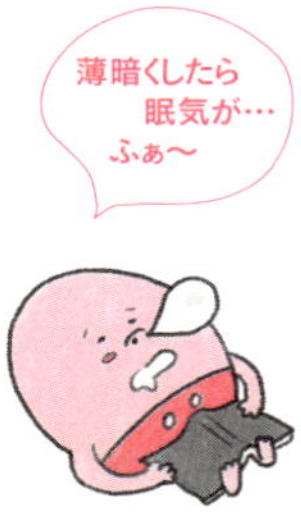

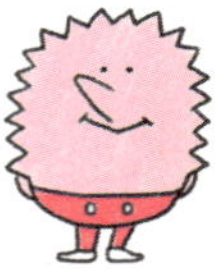

朝日で体内時計がリセットされることからもわかるように、光は体内時計の切り替えスイッチのようなものです。もし、22時を過ぎて、ちょっと眠気がやってきたときに、スマホの画面をタッチしたなら、どうなるでしょう。パッと強い光が目に飛び込んできた瞬間、睡眠ホルモンが低下し、休息のリズムを刻み始めた体内時計は、覚醒のリズムにスイッチされてしまいます。

私たちの周りには、強い光がたくさんあります。白く明るい蛍光灯、スマホやパソコンから発せられるブルーライトは、小さな画面であっても体内時計を狂わせるのに十分な強さがあります。また、パソコンやスマホから出ている電磁波はメラトニンを破壊し、眠りを妨害……。眠る準備に入る時間帯は、電子機器をオフにするのが安眠の鉄則です！

身近な光をコントロールしよう！

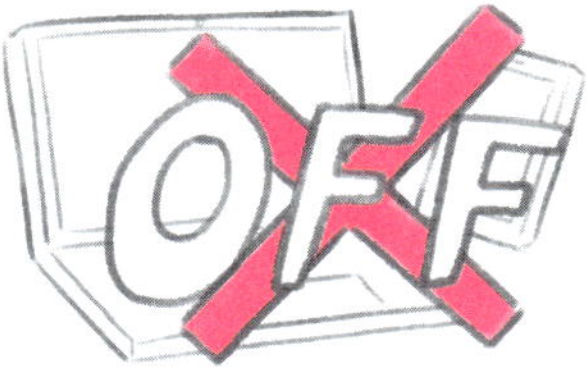

ブルーライトOFF

PCやスマホが放つブルーライトは完全オフ！ 機種によって異なりますが自動的に電源オフになる機能も。アラームを使って22時をお知らせして、電源をオフするのも効果的。

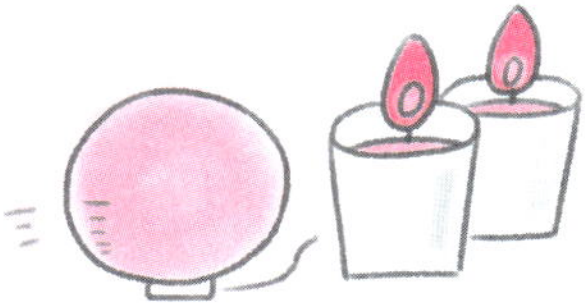

部屋の照明を暖色系に

蛍光灯の強い光も避けましょう。部屋の灯りはオレンジなどの暖色系にし、間接照明にするのがベスト。手元を照らすランプやリラックス効果のあるキャンドルの灯りもおすすめです。

Q スマホの睡眠アプリは使えない？

A 「機内モード」で電磁波をオフに！

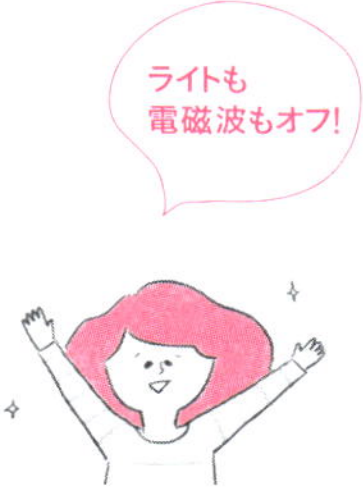

僕が開発した「Sleepdays App」という睡眠アプリは、ベッドの振動などから睡眠の状態をデータ化し、起きやすいタイミングで目覚ましが鳴る優れもの！ 眠る前にセットを済ませてライトが付かない状態にし、さらに電磁波が出ない「機内モード」にしておけば安心です。

若返る睡眠⑥

ぬるめのお風呂に浸かって体温を少し上げておくと入眠がスムーズになる

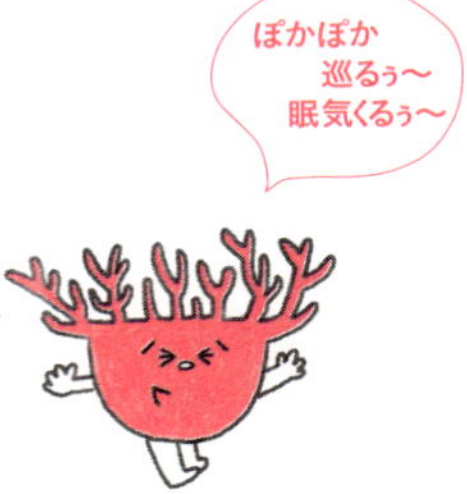

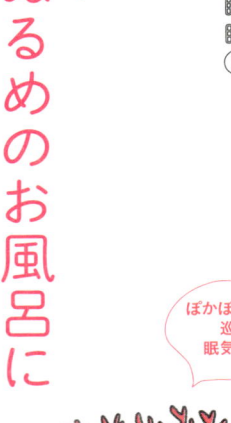

私たちの体は、体温にもリズムがあり、寝る時間帯になれば体温が下がりながら眠気が訪れます。しかし、生活リズムが乱れやすくストレスが多い人は、夜になっても交感神経が興奮気味で、どうしても寝付きが悪くなりがちです。

お風呂は、そんな人の救世主！ **ぬるめのお風呂にゆっくり浸かることで、体温が上昇、**交感神経の興奮は鎮まり、毛細血管への血流がアップします。お風呂から上がると、体表の毛細血管より熱の放出がスタートし、**体温はスッと下がり、それに合わせて眠気がやってきます。**入浴は、眠る1〜2時間前が理想的。38〜41℃の少しぬるめのお湯に、20〜30分ほど浸かりましょう。お風呂で体を覚醒させないように、お風呂の灯りは優しい暖色系にすることも、お忘れなく。

よい睡眠には体温管理も大切！

眠る前は体温が少し上がり、下がりながら眠気が訪れます。お風呂で体の芯まで温まれば、この体温の変動がスムーズになり、入眠への準備が整いやすくなります。

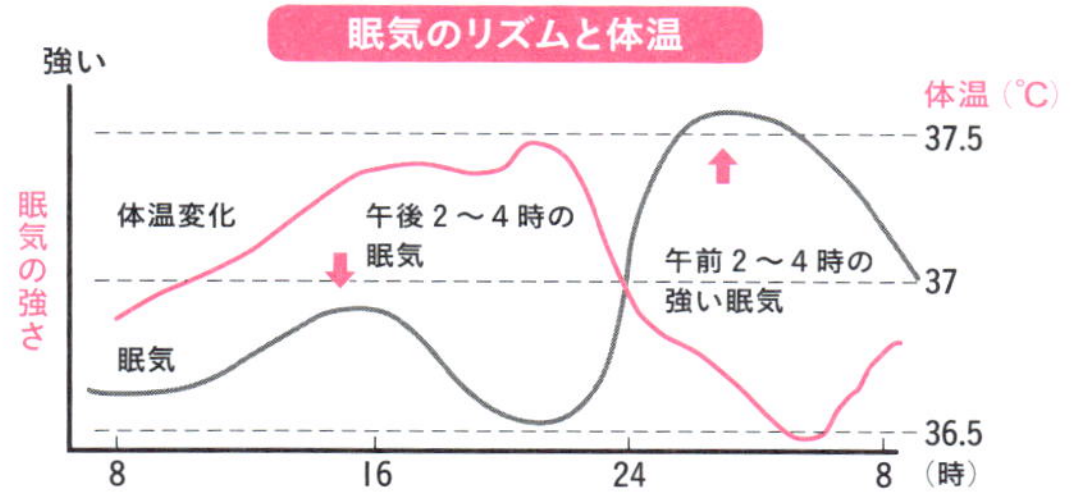

Lavie P,et al.1985 より改変

Q シャワーで済ませたい日は？

A 足湯に浸かりながらシャワーを

42～43℃、足首がすっぽり隠れるぐらいのお湯に、20分ほど浸かりましょう。

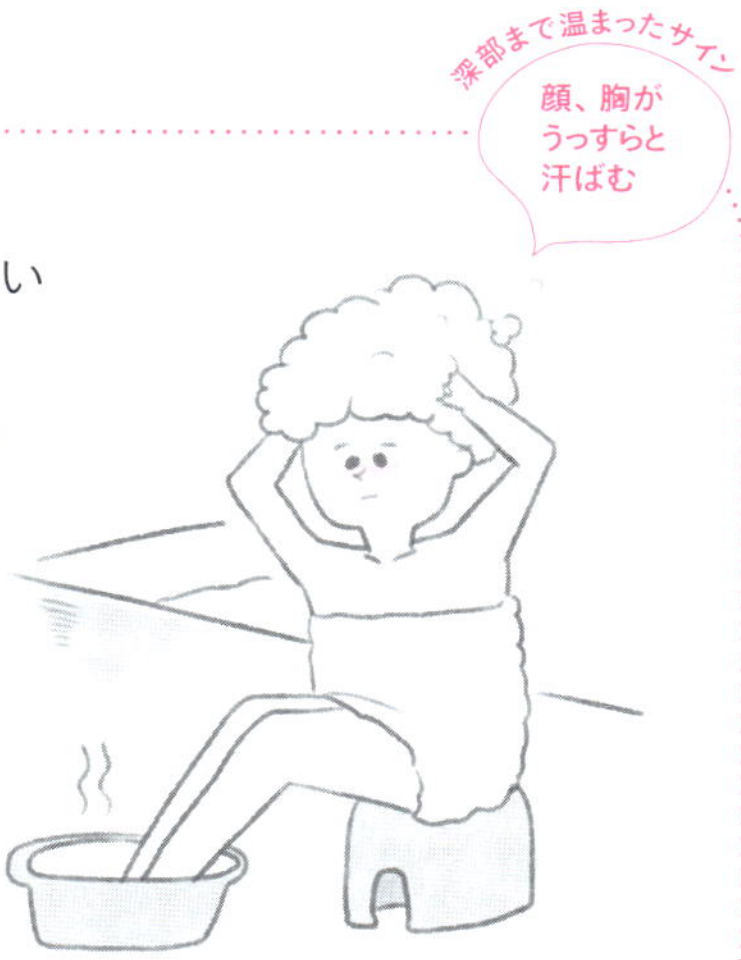
深部まで温まったサイン
顔、胸がうっすらと汗ばむ

お悩み別！

快眠のための入浴術

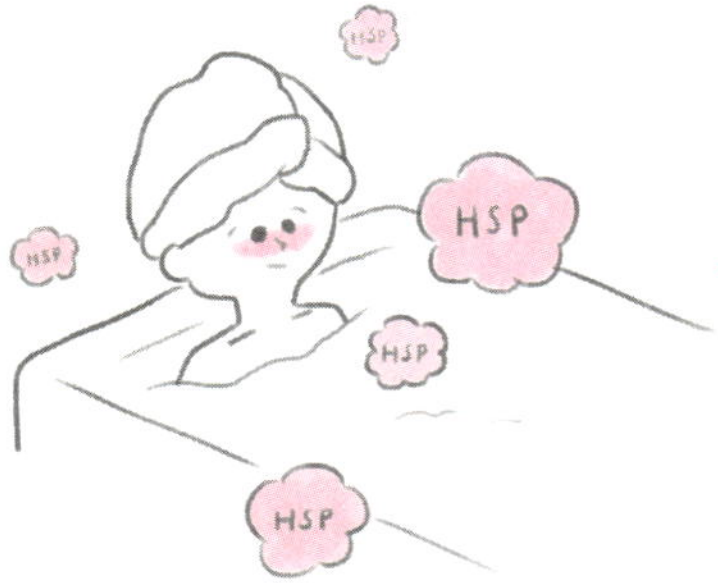

ストレスで眠りが浅く疲れが取れない…

……＞ 週1回の熱いお風呂で、ストレス撃退！

約42℃のお風呂に10分浸かるだけで、抗ストレス＆免疫力を高めるHSP（ヒートショックプロテイン）が分泌。HSPは細胞修復、フリーラジカル抑制作用があり、疲労回復、美肌作りにも力を発揮します。ただし、熱いお湯で交感神経が刺激されるので、週1回、寝る2時間以上前に実践しましょう。

寝起きが悪い…

……＞ 熱めの朝シャワーで交感神経をオン！

朝起きてもボーッとして動けない人は、体を覚醒モードにする必要があります。朝食を食べてもまだボーッとしているようなら、少し熱いと感じるぐらいのシャワーを浴びましょう。お湯の刺激で交感神経がオンになり、体がシャキッと目覚めます。

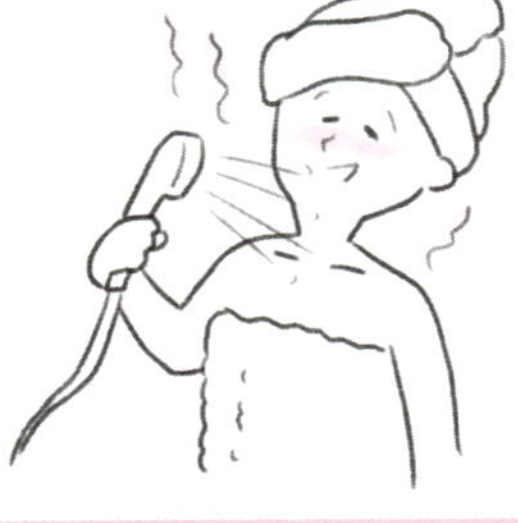

朝風呂派へのメッセージ

早朝7時前の入浴は避け、朝食後に入る

朝5〜7時頃は副交感神経から交感神経へと切り替わるタイミングで、自律神経が嵐のように乱れやすい時間帯。毛細血管もダメージを受けやすくなっているので、入浴による急な温度変化には要注意。

お風呂に入れるアイテム編

手足の先が冷えて眠れない…

……> 炭酸系の入浴剤で毛細血流促進！

お湯に溶けた炭酸ガスの成分が毛細血管にまで浸透。体内では、血管壁を広げる一酸化窒素が適量分泌され、全身の毛細血管がゆるんで血流がよくなります。特に超微細の気泡群を大量に発生させるアイテムと、強力な炭酸系入浴剤を組み合わせると効果が倍増！泡が弾けるときに発生する超音波による高いマッサージ効果と温浴効果が得られます。

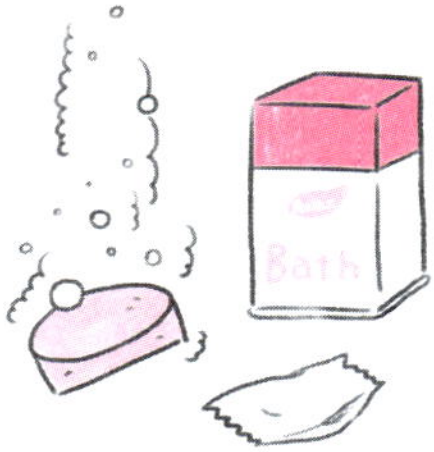

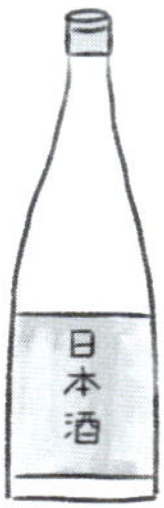

肌が乾燥してかゆくて眠れない…

……> 日本酒風呂でしっとり美白！

日本酒に含まれるコウジ酸にはメラニン抑制作用があり、美白効果の期待大。日本酒には血流促進、保湿作用もあるので、風呂上がりはお肌がしっとりツルツル。寒くて空気が乾燥している時期に、ぜひお試しください。温かい湯船に日本酒を300 ～ 500ml 入れるだけでOK です。

気分が落ち込んで眠れない…

……> アロマバスでリラックス

アロマオイルの香り成分にはリラックス効果のあるものが多いので、活用してみましょう。オイルは効果効能で選んでもいいですが、香りの感じ方は人それぞれです。心地よいと感じる香りのほうが効果が得られるので、自分に合うものを探してみるのがおすすめです。

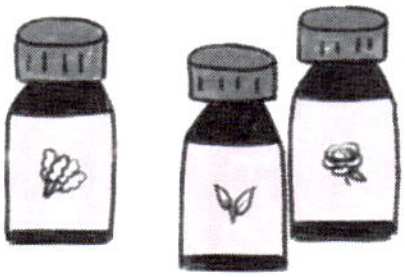

若返る睡眠⑦

アルコールによる睡眠は気絶しているようなもの。さらば寝酒！カモン快眠！

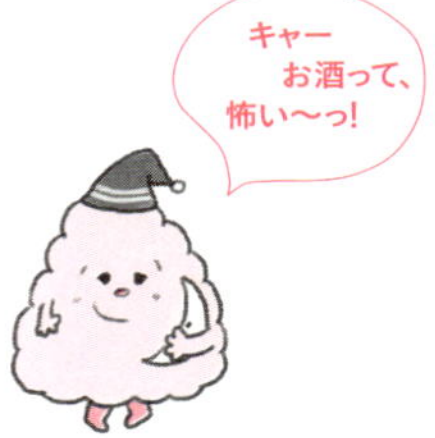

眠りやすくするために寝酒を習慣にしている人は意外と多いようです。しかし、お酒がもたらす眠りは、けしていい睡眠とはいえません。お酒のおかげで体が温まり、眠気が訪れやすくなるのは事実ですが、それは一時的なものです。

お酒による睡眠は浅く、深い眠りにはならないため、途中で起きてしまうことも珍しくありません。また、アルコールを分解するために肝臓は働きずくめとなり、休息しているつもりでも体は休まらず、翌朝起きたときに、体がどんより重いと感じるかもしれません。

まずは、寝酒の習慣をやめることが先決。そのうえで、睡眠中に体が必要とする水分を補給しましょう。体への負担が少なく、疲労物質を中和してくれる、アルカリ性の軟水がおすすめです。

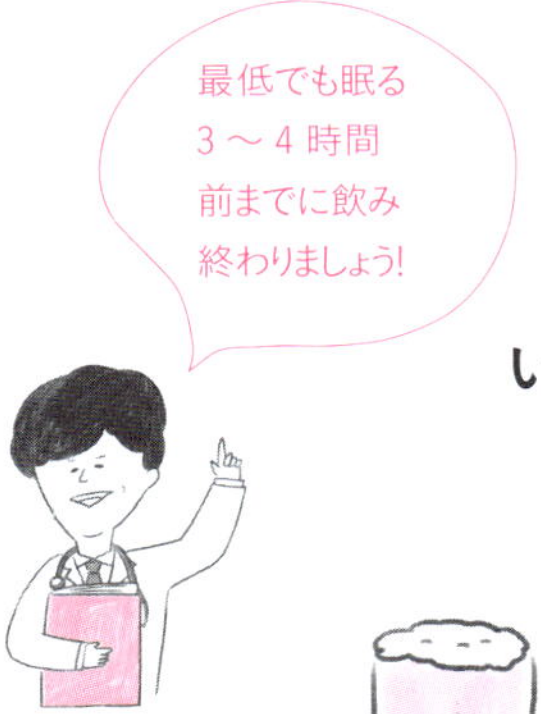
最低でも眠る
3～4時間
前までに飲み
終わりましょう!

いい睡眠を邪魔しない
お酒の飲み方

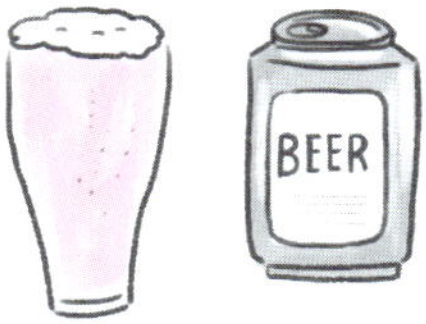

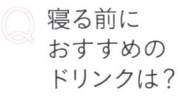

ビール1缶が目安

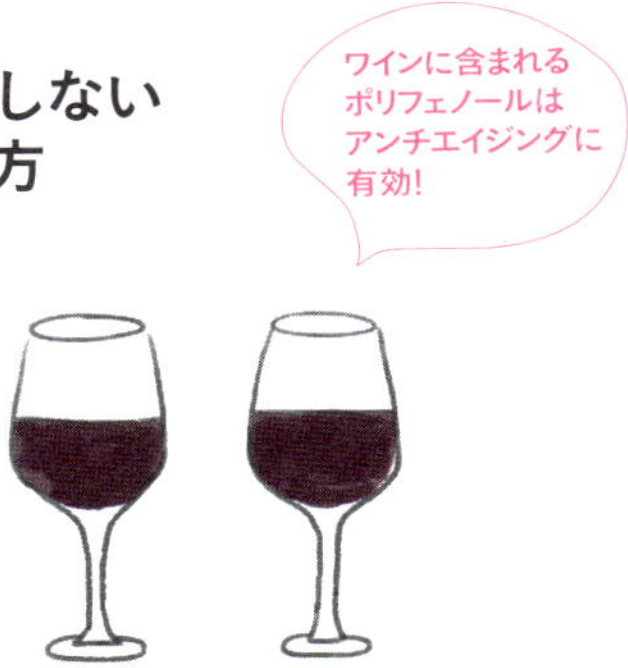
ワインに含まれる
ポリフェノールは
アンチエイジングに
有効!

ワイングラス
1～2杯が目安

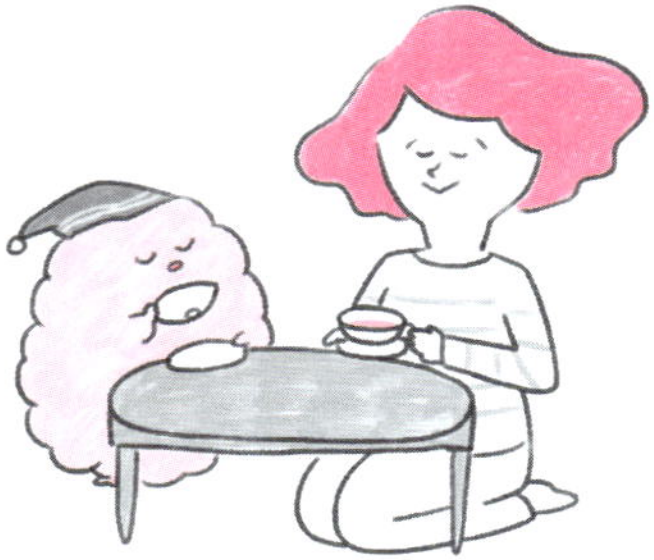

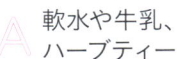

Q　寝る前に
おすすめの
ドリンクは？

A　軟水や牛乳、
ハーブティー

アルコールやカフェイン入りのドリンクを飲むと、覚醒作用や利尿作用で睡眠が妨げられてしまいます。寝る前に飲むのは、日本人の体に負担がかからない軟水、ミルク、ハーブティーのみ。血液サラサラ作用のあるルイボスティーもおすすめです。

休日は早寝＆定時起床で体内時計を乱さずに、睡眠負債を返済！

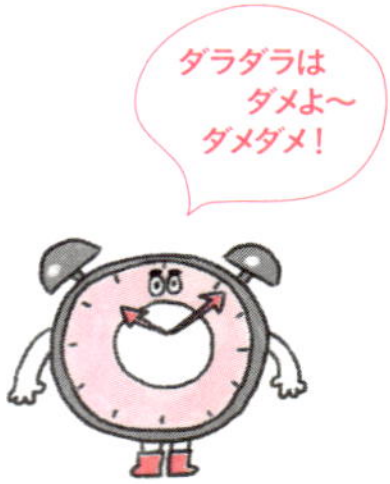

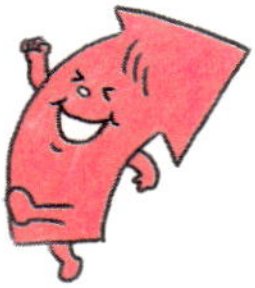

「睡眠不足だから、休日は寝だめする」。これは大きな間違いです！　睡眠は、どう頑張っても貯金できません。寝だめしようとして10時間以上も眠り、お昼に起床したなら、体内時計のリズムが崩れ、自律神経やホルモンも乱れて、不調を招きます。私たちは、毎日規則正しく十分な睡眠をとることでしか、心身の健康を保つことはできないのです。

もし、平日はどうしても睡眠不足になりがちなら、寝坊による寝だめではなく「早寝して定時に起きる」のがおすすめです。いつもは深夜1時に寝て、朝7時に起きているなら、休日は21時に寝て、いつもどおり朝7時に起床するのです。こうすれば、体内時計はいつもの時間にリセットされ、体のリズムを乱すことなく、睡眠負債を返済できます！

睡眠負債返済の鉄則

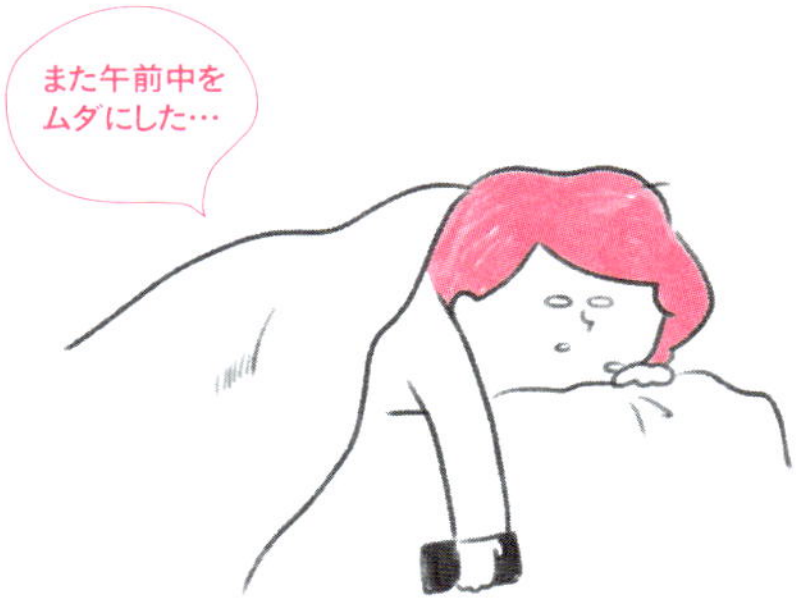

1. ダラダラ寝ない！

ダラダラ眠り続けたり、
起きる時間を遅らせると
体内時計のリズムが狂い、
不調や老化の原因に

理想の二度寝って？

OK

目覚めても起き上がらずにそのまま90分までの二度寝にとどめる

NG

朝日を浴びる、朝食を摂る、TVを見るなど覚醒モードになった後に再び眠る

2. 起きる時間を変えない

体内時計のリズムを
乱さないためにも、
いつもどおりの起床
時間をキープ！

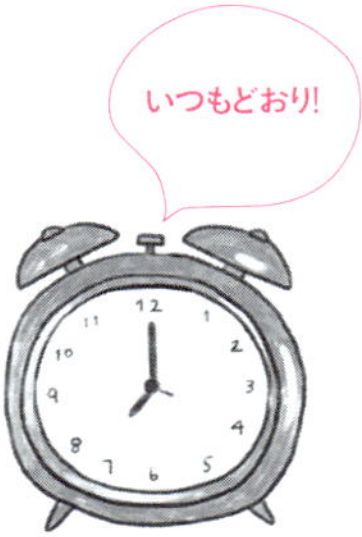

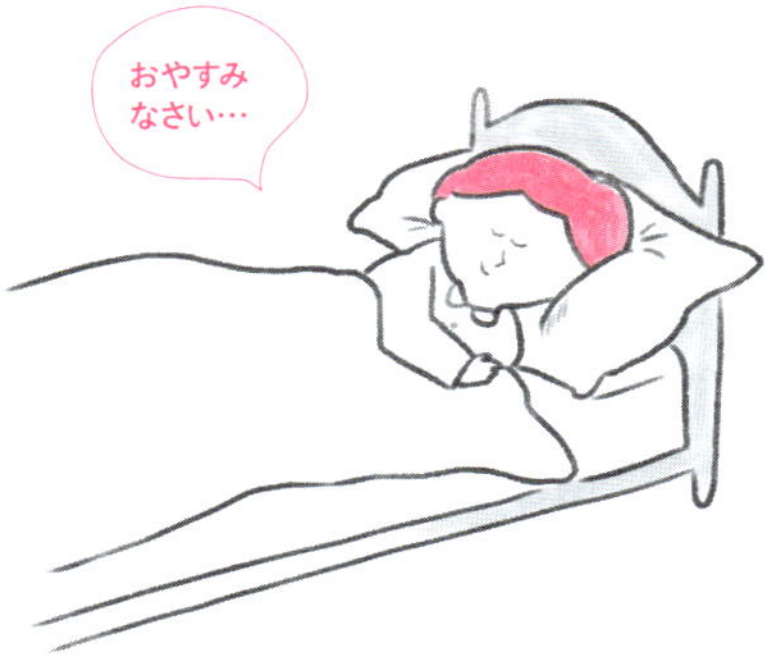

3. いつもより早く眠る

睡眠時間アップには、寝
坊ではなく早寝が鉄則！
いつもより3時間ほど早
く眠りましょう

若返る睡眠⑨

〝お腹空っぽ〟でベッドイン。これで消化疲れにサヨナラ

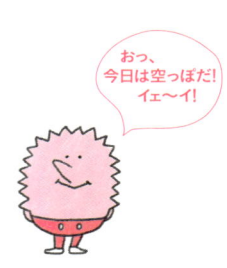

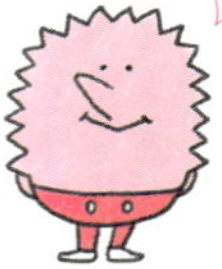

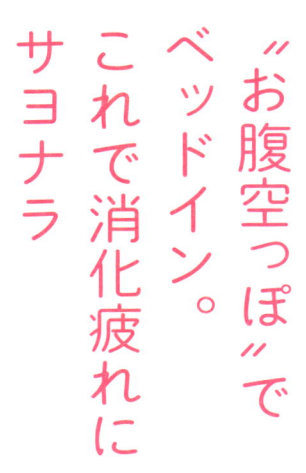

小腹が空いて眠れないから、就寝直前にお菓子を食べたり、お酒とおつまみを口にしてから眠るというのは、体にとって大きな負担です。

睡眠中の体は、ホルモンと消化吸収済みの栄養成分を使って細胞、組織の修復に励みます。ところが、胃に食べ物があると、その消化が優先され、体中を巡るべき血流は、消化活動に励む胃に集中せざるをえません。胃に血液を集めるために、交感神経を無理矢理働かせて毛細血管を収縮させるため、眠っていても体は覚醒しているというチグハグな状況に……。当然、体のメンテナンスは後回しになり、老化は加速してしまいます。

こんなことにならないためにも、食事は眠る3時間前に済ませるのが基本なのです。

遅く帰った夜におすすめのメニューって？

できるだけ胃に食べ物が残らないよう、消化時間が短いメニューにするのが鉄則。脂っこい肉や揚げ物、食物繊維が多い野菜やキノコや玄米や雑穀類は、消化負担が高いので控えましょう。

いいね！

消化を助ける
大根おろし
オクラなど
ネバネバ野菜

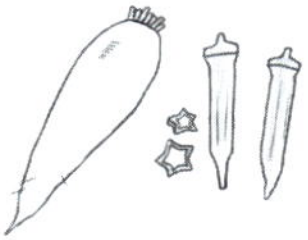

消化が早い
白米（½杯）
うどん（½玉）

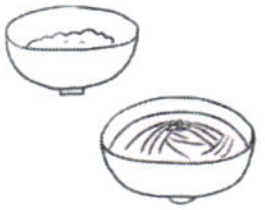

控えて！

消化が遅い
ゴボウ
キノコ

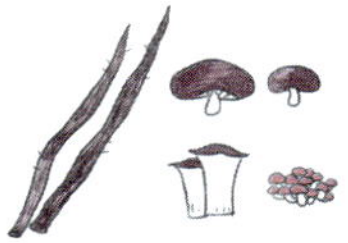

消化負担が高い
脂身
油

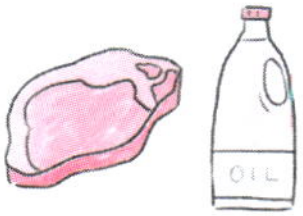

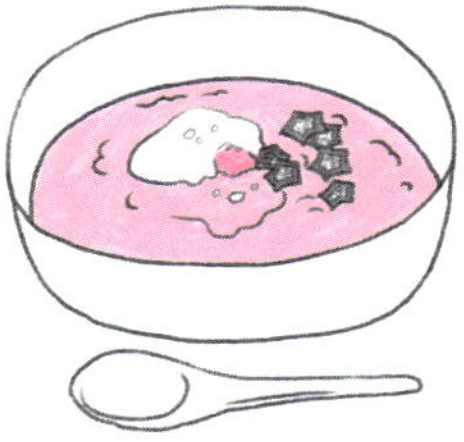

温玉オクラ茶漬け

材料（1人分）
ごはん…½杯
オクラ…2本
温泉卵…1個
だし汁…適量
醤油……少々

1. 茶碗にごはんを入れ、刻んだオクラを入れて熱々のだし汁を注ぐ。
2. 温泉卵を落とし入れ、醤油を加える。お好みで刻んだねぎを加えても！

若返る睡眠⑩

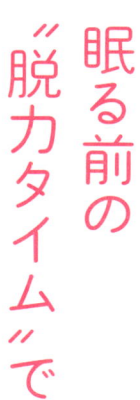

眠る前の〝脱力タイム〟で全身の毛細血管へ血流を送り、体をメンテナンス

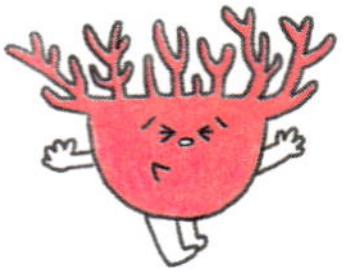

日中、デスクワークや立ち仕事をしている人は、どうしても筋肉や関節がこわばり、下半身がむくんだり、毛細血管への血流が低下しがちです。睡眠中は全身の細胞をメンテナンスする大切な時間。できるだけ全身の毛細血管へスムーズに血液を巡らせるためにも、強ばった筋肉や関節を優しくゆるめてあげましょう。

ここで紹介しているのは、体をリラックスさせて眠りに導く簡単なヨガのポーズです。ゆったりと腹式呼吸（190ページ参照）をしながら行えば、自然と眠気は深まり、心地よい眠りに導かれるでしょう。ポイントは、布団の上でリラックスした状態で行うこと。くれぐれも交感神経を刺激しないよう、息が上がるような運動は避け、灯りを消した状態または間接照明のもとで行ってください。

眠る前の体をゆるめるポーズ集

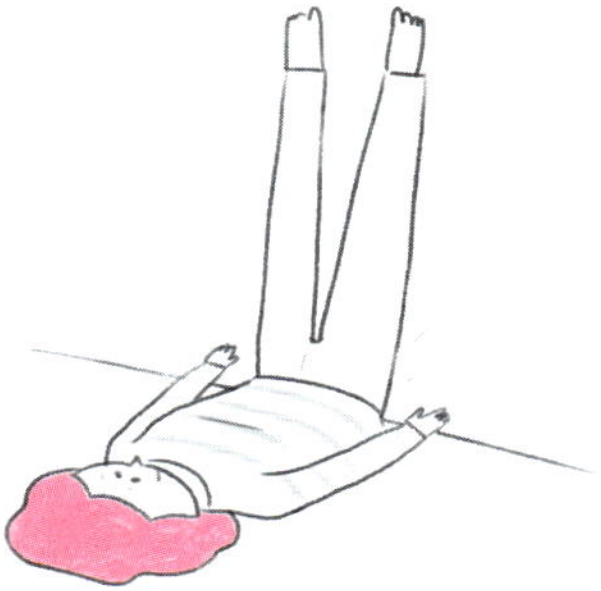

脚上げのポーズ

仰向けになり、脚を壁に立てかけて上げ、ひざの裏を伸ばして骨盤が壁に向かって真っ直ぐになるようにして、全身の力を抜く。そのまま開脚しても OK。

無空のポーズ

仰向けに寝て、手脚を放り出し、背骨を真っ直ぐ伸ばし、ゆったりとした呼吸を行いながら、手、脚、腰、腹、背中、肩、首、アゴ、目の周り、眉間、全身の力を抜く。

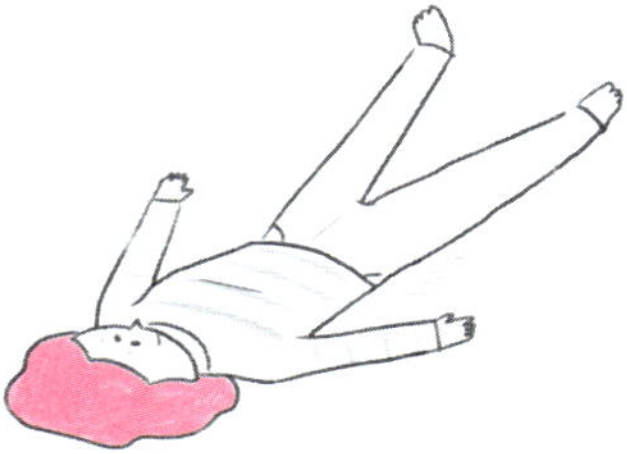

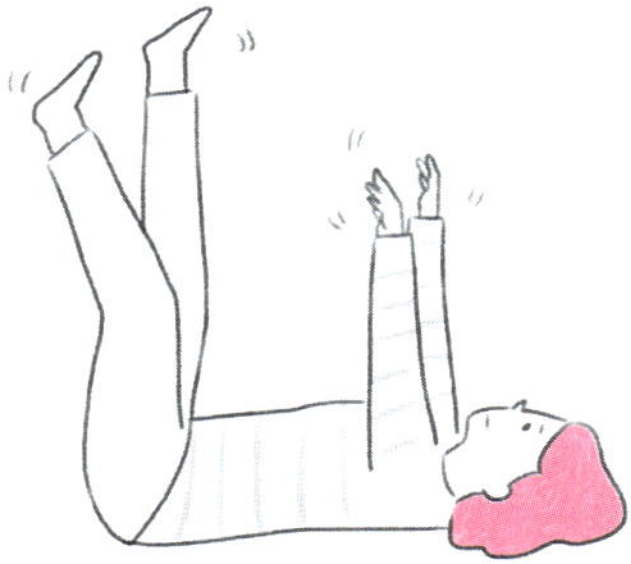

G のポーズ
（ゴキブリのポーズ）

仰向けになり、手足を上に上げてぶらぶらゆする。いずれも腹式呼吸をゆっくりとしながら行う。

ハーバード大学

Dr. 根来レポ③

睡眠不足は、薄毛のもと！
栄養不足は、白髪のもと！

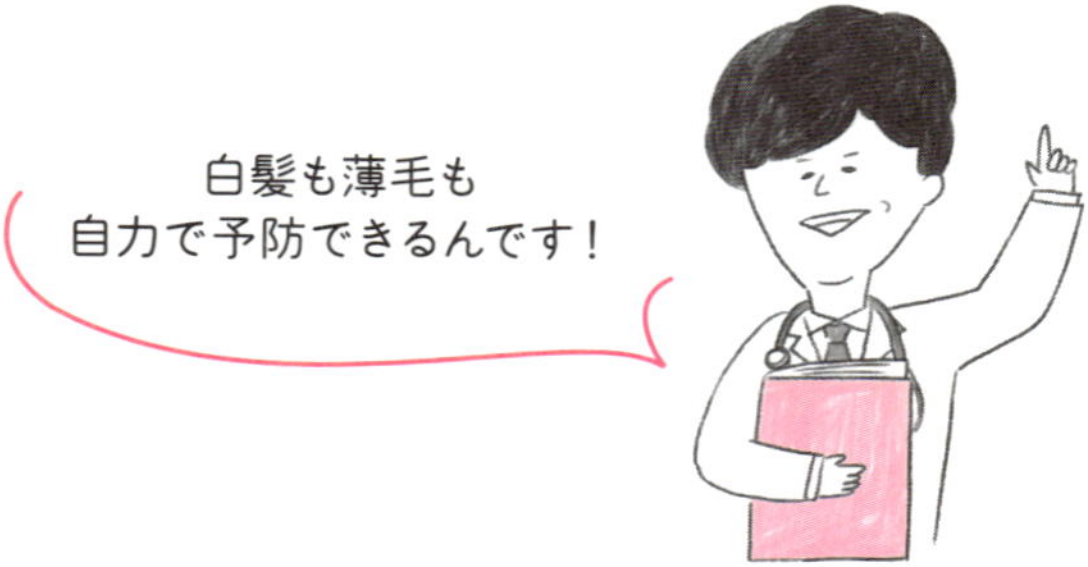

白髪については、わかっていないこともたくさんありますが、近年画期的な研究結果が続々と発表され、少しずつですが医学的な解明が進んでいます。遺伝的な研究では、2016年にイギリスの研究グループが世界初の白髪遺伝子「IRF4遺伝子」を特定したという報告がありましたが、これもまだ研究の途中。今後の研究結果が待たれるところです。

まずはわかっていることから、白髪対策について考えてみましょう。毛髪のもととなるのは「毛母細胞」。この毛母細胞にある「毛母メラノサイト」がメラニン色素の粒を作り、毛髪細胞に届けることで、私たちの髪は黒く保たれています。ところが、毛母メラノサイトの働きが低下すると、作り出されるメラニン色素の量が減り、髪は色が抜けた状態になります。さらに最終的には毛母メラノサイト自体がなくなり、完全な白髪になってしまうのです。これが、髪が黒くなったり、白髪になる仕組みです。

また、メラニン色素を作るのに必要なのが、銅イオン、チロシンというアミノ酸とそれを合成するフェニルアラニンというアミノ酸。これらが十分に毛髪細胞に届けられることで、髪は黒く保たれると考えられます。

もう1つチェックすべきは、私たちが呼吸をして生きている限り避けられないフリーラジカルの存在です。フリーラジカルは過度に発生すると細胞をサビつかせ、老化させる悪者となりますが、髪にとっても同じことがいえることがわ

ハーバード大学
Dr.根来レポ③

かったのです。２００９年、アメリカのFASEBジャーナルというアメリカの学会連合によって発表された論文で、フリーラジカルの一種である「過酸化水素」の蓄積が白髪の原因になるということが発表されました。

過酸化水素といえば、髪を脱色するブリーチ剤が思い浮かびます。その過酸化水素は、実は、髪を作る毛包という場所で常に発生しています。若いうちは体内酵素の働きで分解され、黒髪が保たれていますが、加齢によって体内の酵素が減ると、過酸化水素が蓄積されて白髪になってしまうのです。すでにお気づきの人もいると思いますが、フリーラジカルに対抗するには抗酸化成分！　つまり、白髪は食事で予防できるのです。

一方、薄毛は男性の悩みだと思われがちですが、近年では女性の薄毛も増えています。原因は、男性ホルモンによる影響や皮脂やフケなど頭皮環境の乱れだけでなく、睡眠不足や運動不足による成長ホルモンの不足、毛細血管の減少とそれに伴う頭皮への血流悪化などです。特に睡眠不足や睡眠の質が低下すると、成長ホルモンが十分に働けず、髪の成長も停滞。睡眠不足によるストレスも重なって自律神経が乱れると、頭皮の毛細血管が劣化。髪の材料となる栄養、成長を促すホルモン、酸素、老廃物の運搬が滞り、髪の成長が妨げられてしまうのです。

体作りと同様に、美髪作りも一日にしてならず。正しい知識を持って、体の中からしっかりとケアしましょう。

薄毛、白髪を防ぐ3つのヒント

1.

睡眠、運動で成長ホルモンを分泌！

髪の成長と髪の色素成分の分泌を促すのに欠かせないのが、成長ホルモン。成長ホルモンは、いい睡眠、適度な空腹タイム、少しキツめの運動で分泌が盛んになります。

2.

抗酸化食材&鉄で過酸化水素を撃退！

白髪の原因となる過酸化水素の抑制、分解に役立つ抗酸化成分と、過酸化水素を分解する酵素を増やすための鉄を補給！緑黄色野菜や大豆食品、レバーなどがおすすめです。

3.

魚介、大豆食品を食べる

銅イオンとアミノ酸の一種であるチロシン、そしてチロシンの材料となるフェニルアラニンというアミノ酸。この3つを強化することでメラニン色素が活性化。いずれも魚介類、大豆食品に多く含まれています。

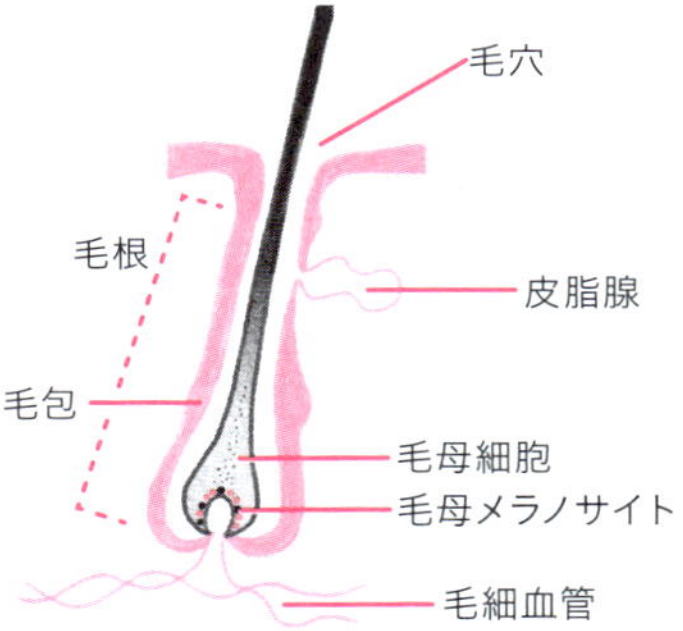

メラニン色素の材料

銅イオン

エビ、カキ、サクラエビ、シャコ、ホタルイカ、レバーに含まれる。

チロシン

カツオ、しらす、きなこ、高野豆腐、卵、チーズに含まれる。

・チロシンの材料となるフェニルアラニンは魚介・肉全般、大豆食品、麩、ナッツ、ごまに含まれる。

白髪、薄毛の素朴なギモン

Q 白髪は抜いちゃダメ？

A 抜き続けると毛根が傷つきます。

白髪を抜いてもその毛穴から生えてくるのは白髪。黒髪に戻ることはありません。繰り返し白髪を抜き続けると、毛根が傷ついてその毛穴から毛が生えなくなる可能性も！

Q 抜け毛が多いと白髪になりやすい？

A そうとは限りません。

抜け毛や薄毛、白髪は、原因が異なるので、抜け毛と白髪が連動しているとは限りません。ただし、生活習慣の乱れが蓄積した結果、髪の老化が加速するので、日々の健康管理を怠らないで！

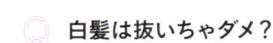

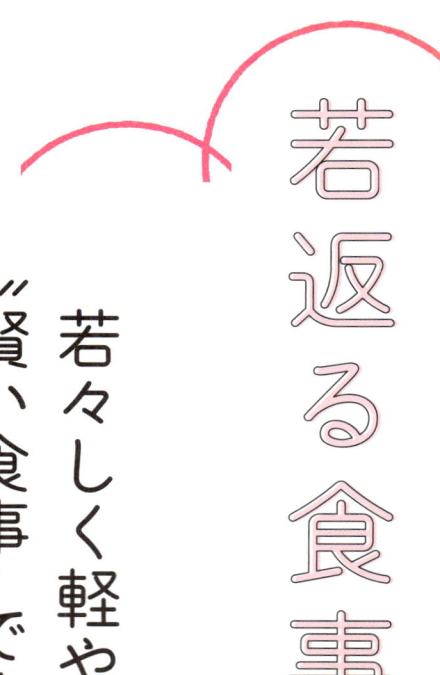

若返る食事

若々しく軽やかな体は“賢い食事”で作る！

自分の体は自分が食べたものでできています。40歳を過ぎてお腹や背中に脂肪がついてきた……、流行の○○だけダイエットに飛びついて、やせると太るを繰り返している……、焼き肉を食べて元気を出そうと思ったのに、逆に疲れた……、やせたくて食事を抜いているのに全然やせなーい！　なぜ、こんなことが起こるのでしよう？　それは、体の仕組みと食事内容がマッチしていないからです。

体の中には無数の化学工場があり、主に体内時計のリズムに従って稼働していま す。たとえば、細胞内にあるミトコンドリアというエネルギー工場では、朝になる と、活動のためのエネルギーを作り出さなければなりません。燃料に使われるのは 炭水化物、脂質、タンパク質の３大栄養素ですが、それだけではエネルギーを作り 出すことはできません。着火剤となるビタミン、ミネラル、酵素などが欠かせない のです。

これはほんの一例。体の中では、私たちの想像をはるかに超える化学反応が、め くるめく計画的に繰り広げられています。その仕組みに合わせた食事こそが、若々 しく、軽やかな体を作るための鉄則です。私たちがやるべきは、体内時計のリズム を乱さないようにサポートすること、そして化学工場がスムーズに稼働できるよう に、必要な栄養を過不足なく摂ることです。

ここで紹介するのは、体の仕組みにマッチした〝賢い食事〟です。無理なくずっ と実践できるものばかりなので、毎日の食事にぜひ取り入れてください。

若返る食事①

朝一番に行いたいのは水分補給。睡眠中に出た老廃物をごっそり捨てる

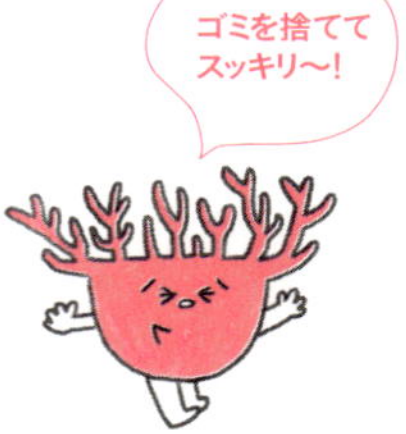

私たちの体からは、目には見えないレベルで水分が失われています。特に睡眠中は長時間にわたって断水しているので、目覚めの体は水分不足。さらに血液を固まりやすくするPAI-1《パイワン》などの物質の働きが強くなっているので、血栓、心筋梗塞、脳梗塞が起こりやすい状態になっています。活動に備えて血圧や脈も高まるタイミングなので、朝起きたら、何よりも先にコップ一杯の水を飲み、血液と体中の細胞に水分を行き渡らせることが大切です。

朝のゴミ出しも体にとって大切なルーティン。朝は、睡眠中のメンテナンスによって出た老廃物や毒素が、尿や便となってゴミ置き場に溜まった状態です。朝起きて水を飲むことで、ゴミ捨てのスイッチが押されると、胃腸が動き始め、排泄、排便が促されます。

体の機能を整える！朝の水分補給

十分な体液を満たす

体液は消化や代謝に不可欠。睡眠中に体液の水分は減少するので、朝の代謝アップのためにも速やかな補給を。

血液を巡らせる

栄養素や老廃物は、血液中の水分に溶け込んで運搬、排泄されます。排泄の時間である朝の水分不足は禁物。

体温を保持する

体の水分には体温維持の働きがあります。また、朝食で生まれた熱エネルギーは血液にのって体中を巡ります。

目覚めのドリンク memo

おすすめ！

- 白湯
- 常温の水

注意！

- コーヒー
- 紅茶
- 緑茶

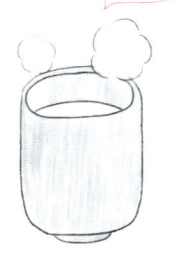

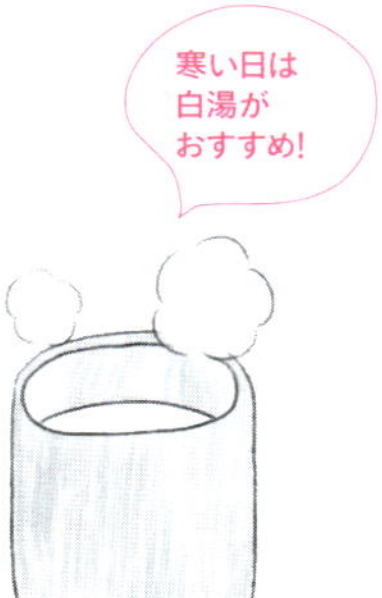

目覚めに飲むのは常温の水か白湯が理想的。朝はコーヒーを飲む人が多いですが、空きっ腹にカフェインを取り込むと、胃に負担がかかって「ストレスホルモン」のコルチゾールの分泌が乱れ、疲れやすくなったり、体内時計が乱れる可能性も…。朝のコーヒータイムは、朝食後に！

若返る食事②

朝食で、酵素が生きた食材を摂れば、代謝がスムーズに活性化。太りにくい体になる！

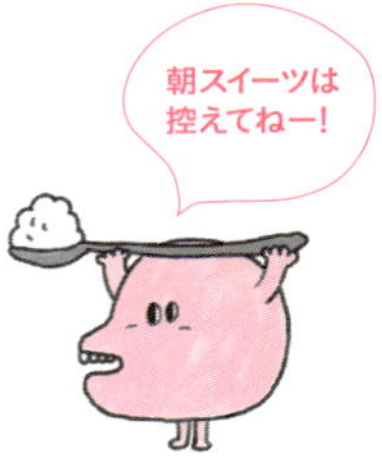

朝食によって、体は休息モードから活動モードにスイッチし、エネルギーを作る工場が動き始めます。しかし、起床後の体は代謝機能が低下した状態。血糖値は低く、「肥満ホルモン」のインスリンが出やすい状況です。

そこへいきなり菓子パンや甘〜いパンケーキなどを食べてしまっては、血糖値が跳ね上がり、代謝が追いつかず、肥満街道まっしぐら。

そんな朝におすすめしたいのが、フレッシュな食材です。生の果物や野菜などの加工度が低い食材は、生きた酵素と栄養がたっぷり！　特に果物に含まれる「果糖」という糖質は、インスリンを必要とせず素早くエネルギー化されるので、朝の肥満対策に最適です。

納豆や味噌といった発酵食品も消化吸収がよく、代謝アップをサポートしてくれます。

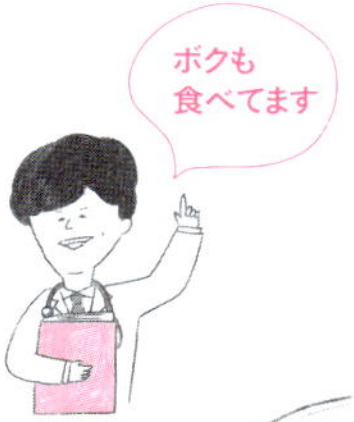

おすすめモーニングメニュー

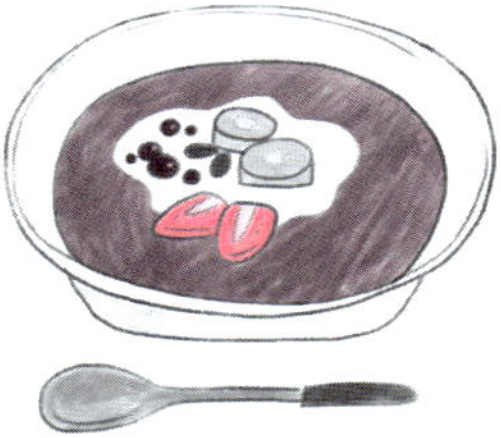

アサイーヨーグルトボウル

アサイーピューレには抗酸化成分がたっぷり。無糖ヨーグルト、バナナなどの果物をプラスして、はちみつをかければ完成！

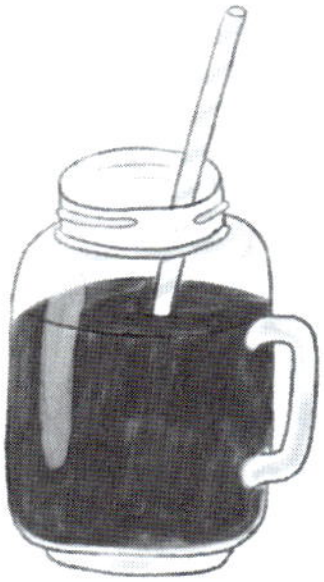

リンゴ&ベリーの グリーンスムージー

リンゴの種は酵素の働きを妨げるので除いて使いましょう。ベリーは冷凍ブルーベリーなど、野菜は小松菜やケールがおすすめ。

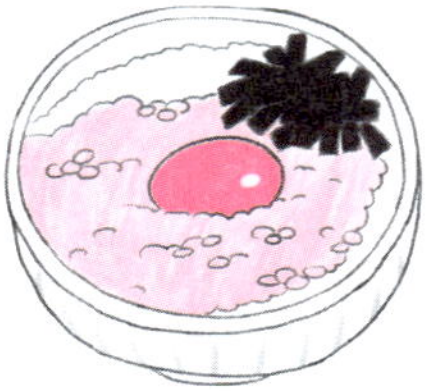

納豆と海苔の卵かけごはん

納豆には食物繊維、タンパク質、血液をサラサラにする酵素が含まれます。焼き海苔にはビタミンも多いので、１品で栄養バランス◎。

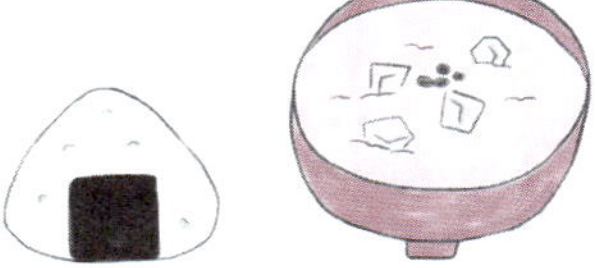

具だくさん味噌汁& おにぎり

具は卵や豆腐、野菜や海藻など何でもOK。血糖値を急上昇させないように、味噌汁、おにぎりの順でいただきましょう。

若返る食事③

ひとくち20回噛めば自然と腹八分目に。幸せホルモンも分泌されて一石二鳥！

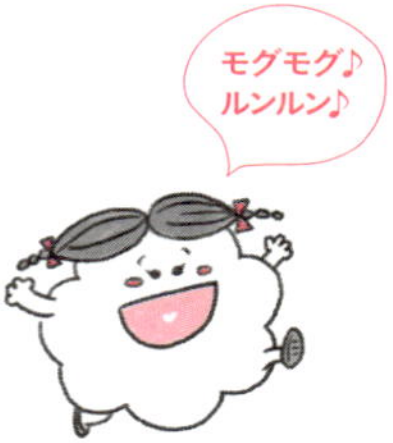

よく噛んで食べることには、たくさんのメリットがあります。

ひとつは「満腹中枢の刺激による食べすぎ予防」です。時間をかけてよく噛んで食べていると、食べ始めて20～30分後から、レプチンという満腹を伝えるホルモンが全身の脂肪細胞から分泌され、食欲は一旦停止。食べすぎを防ぐとともに、消費モードへと切り替わります。

また、よく噛むことで脳に刺激が与えられると、「幸せホルモン」のセロトニンの分泌が増加。気持ちがリラックスし、ストレス対策、さらに自律神経の調整にも役立ちます。

ほかにも、唾液の分泌量が増えて消化がよくなったり、コレシストキニンという物質が分泌されて脳が活性化されるなど、いいことずくめなのです！

早食いグセがある人は噛みごたえのある食材を！

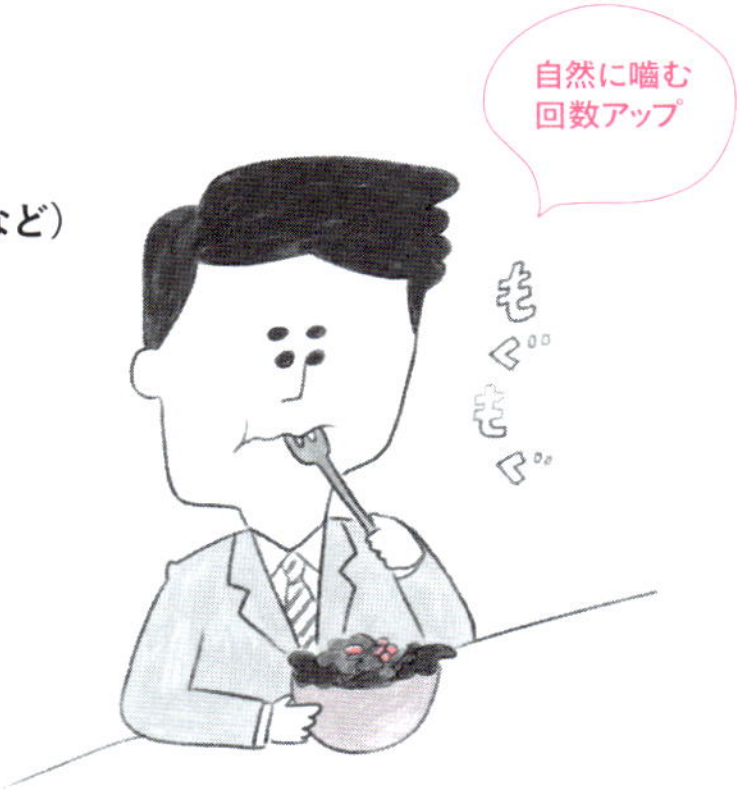

おすすめ食材

・野菜
（ブロッコリー、ニンジン、ゴボウなど）
・豆類
・ナッツ
・こんにゃく
・イカ、タコ
・砂肝、軟骨

調理 & 献立のコツ

・大きめにカットする
・加熱控えめで固めに
・皿数を増やす

食べる順番は野菜から！

野菜に含まれる食物繊維は、腸内で糖の吸収を穏やかにする働きがあります。食事の最初に野菜を取り入れておけば、血糖値の急上昇を防ぎ、肥満ホルモンの過剰分泌を阻止できます。

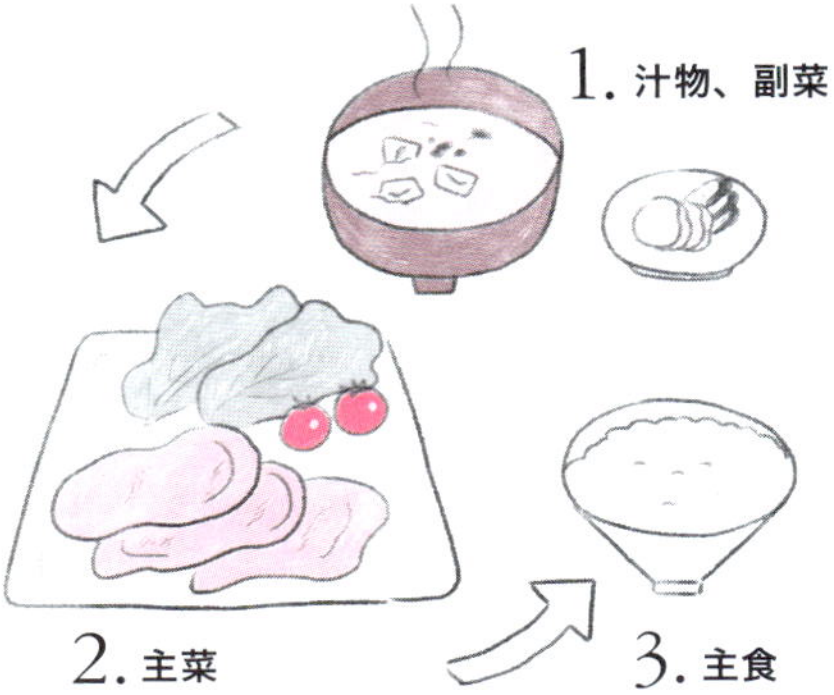

野菜に含まれる天然成分の総合力には、サプリを凌ぐ若返りパワーがある！

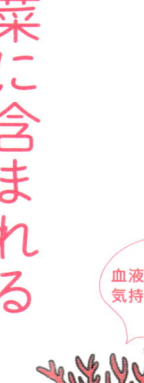

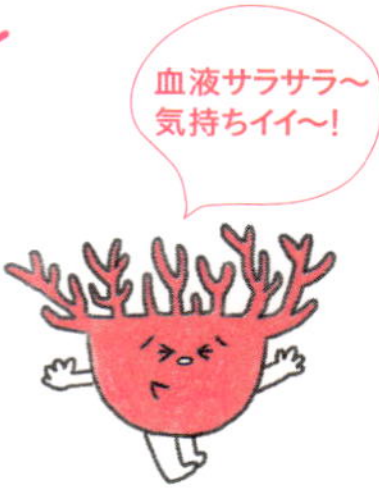

　老化の原因となるフリーラジカル退治には、野菜や果物など、自然の食材に含まれている「ファイトケミカル」と呼ばれる抗酸化成分が有効です。ファイトケミカルは、植物が紫外線や害虫から身を守るために作り出す化学物質。トマトのリコピン、ニンジンのβ-カロテン、鮭のピンク色を作るアスタキサンチンも、海藻に含まれる成分がそれを食べたエビやカニを経由し、鮭の体内に蓄積されたものです。

　ファイトケミカルだけを抽出して作られたサプリメントもありますが、ファイトケミカルは、ビタミンや食物繊維と一緒に摂ることで本来の力が発揮されます。つまり、サプリメントより、色々な種類の野菜や果物を食べるほうが、体は喜び、若返る力も強まるのです。

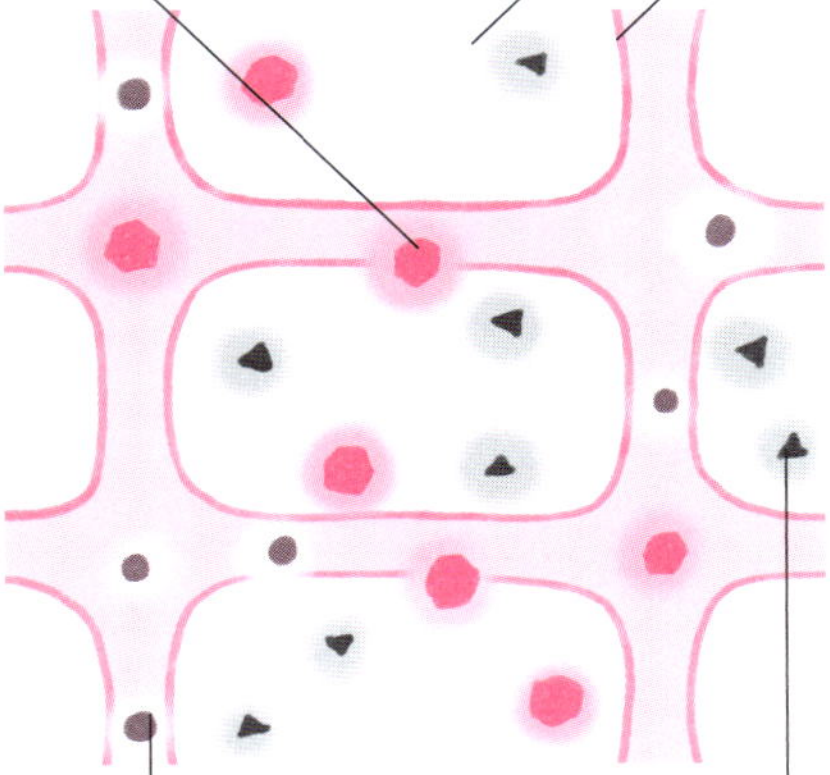

抗酸化成分は組み合わせると効果 UP！

抗酸化食材は、同じものばかりを摂るのではなく、組み合わせることでパワーがアップ！　細胞内に働く成分と細胞周辺に働く成分を合わせて摂ることで、組織全体の抗酸化につながります。次ページで、おすすめの抗酸化食材を紹介したので、要チェック。

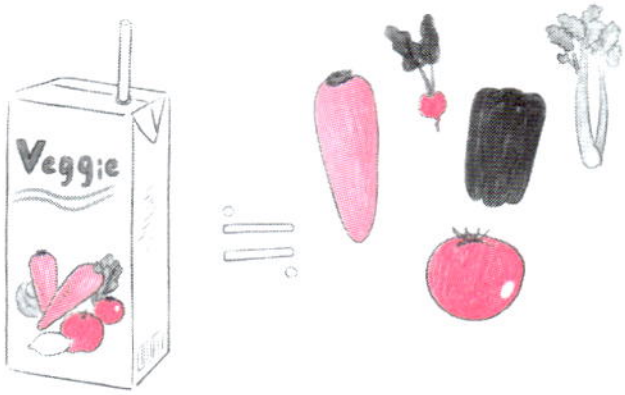

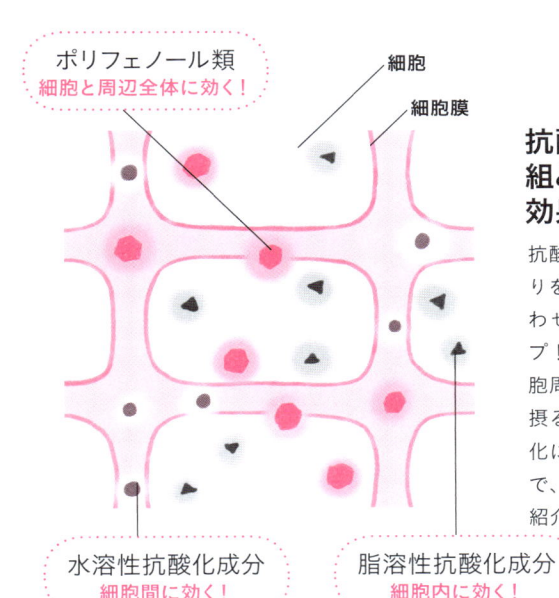

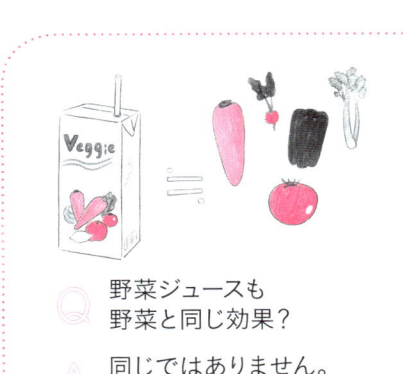

Q　野菜ジュースも野菜と同じ効果？

A　同じではありません。過信は禁物です！

野菜ジュースは、製造の過程で減少、失われてしまう成分もあるので、頼りすぎは禁物。野菜不足をフォローしてくれる食品として活用しましょう。ただし、トマトジュースはジュースにすることでリコピンの含有量が増えるので、料理にもぜひ活用を。

抗酸化パワーがアップする！

「3つのフリーラジカルバスター」をチェック！

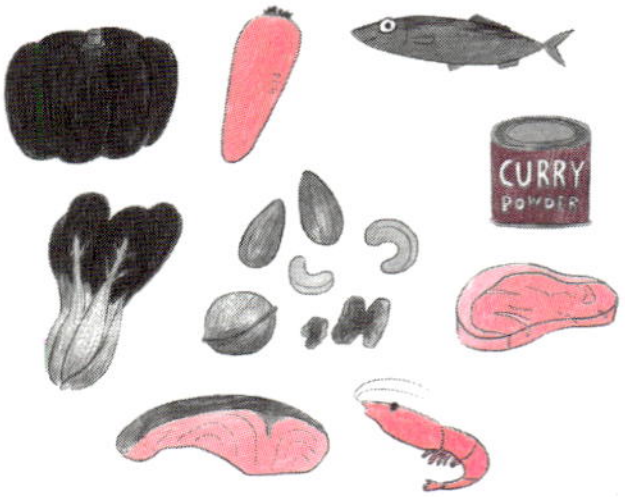

細胞内に効く！

脂溶性抗酸化成分

「若返りビタミン」と呼ばれるビタミンEと、赤や黄色などの色素成分のもとになるカロテン類は、いずれも脂溶性で、細胞内での抗酸化に貢献。食事で摂る際は、油と一緒に料理することで吸収率が高まります。

栄養成分
ビタミンE／β-カロテン／カプサンチン／アスタキサンチン／リコピン／クルクミン／コエンザイムQ10など

おすすめ食材

カボチャ、ニンジン、青菜、ナッツ類、アボカド、赤ピーマン、赤パプリカ、トマト、スイカ、鮭、エビ、カニ、カレー粉、ウコン、イワシ、牛肉など

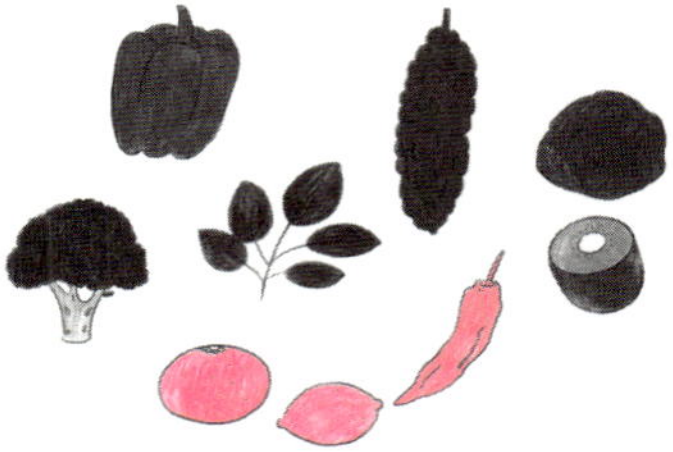

細胞周辺に効く！

水溶性抗酸化成分

野菜のほか、柑橘、アセロラ果汁、いちご、キウイフルーツなどに豊富。ビタミンCは加熱によって壊れてしまうので、フレッシュサラダで摂るのがおすすめ。ジャガイモやゴーヤに含まれるビタミンCは熱に強いので、スープや炒め物で食べてもOK！

栄養成分
ビタミンC

おすすめ食材

赤ピーマン、ゴーヤ、ケール、モロヘイヤ、ブロッコリー、シシトウ、ジャガイモ、柑橘類、いちご、キウイフルーツ、柿など

古い揚げ物、加工食品を摂りすぎるとフリーラジカルが増加…

▼

たっぷりの水分と食物繊維でデトックスを！

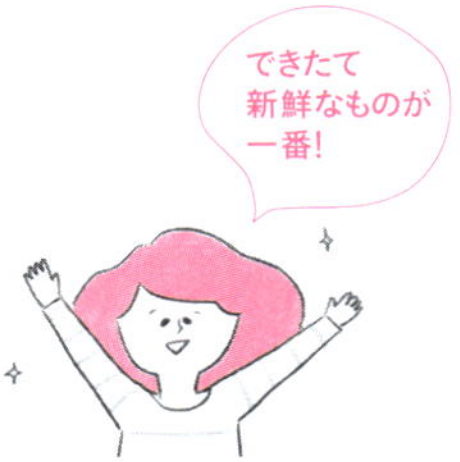

作ってから時間が経った揚げ物、食品添加物が多く使われている食べ物、加工食品は、酸化していることが多く、体内に取り込むとフリーラジカルが発生しやすくなります。こうしたものを食べてしまったら、たっぷりの水分と食物繊維が豊富な野菜や海藻、きのこを食べて、フリーラジカルを排出させましょう。

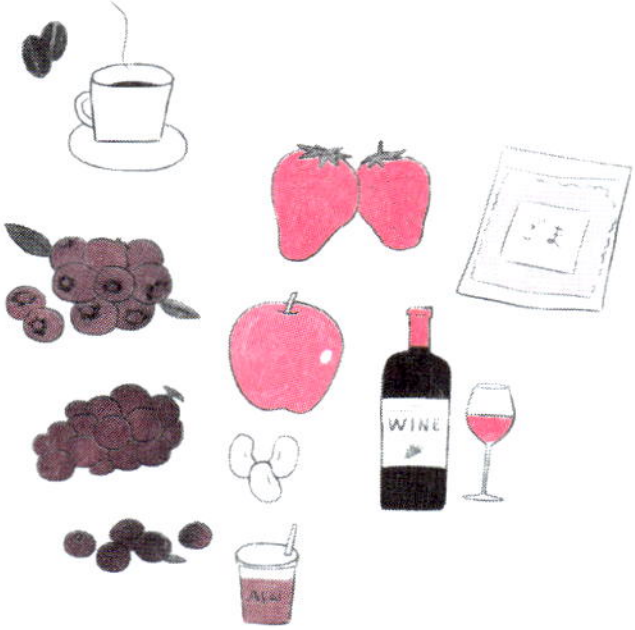

細胞の内と外、両方に効く！

ポリフェノール類

ポリフェノール自体は主に水溶性ですが、細胞内と細胞の周り全体の抗酸化に力を発揮。

栄養成分

アントシアニン／カテキン／イソフラボン／エラグ酸／クロロゲン酸／セサミン／ケルセチン／ルチン／ルテイン／レスベラトロールなど

おすすめ食材

ブルーベリー、いちご、アサイー、ブドウ、リンゴ、赤ワイン、ザクロ、ごま、コーヒー、ナス、緑茶、ココア、大豆、大豆食品、ほうれん草など

過度な糖質オフは脳のストレス！体がしぼんで、ハリが失われることも

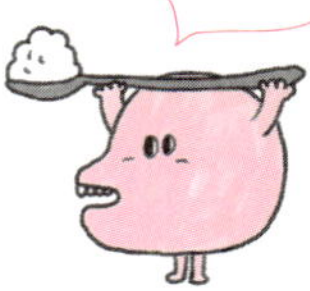

近年、流行の糖質オフダイエット。血糖値の急上昇を防ぎ、「肥満ホルモン」インスリンを節約するという意味においては有効なダイエットです。しかし極端な糖質カットは体の負担。老化の原因になることもあるのです。

体内に糖質が取り入れられないと、糖を唯一のエネルギー源とする脳は、体の組織を分解して、糖を作り出すよう指令を出します。つまり、脳や体は通常よりも多くの作業をこなさなければならず、これが負担の原因となるのです。

さらに、過度な糖質制限では、体内の筋肉やコラーゲンが分解され、エネルギー源にされてしまうため、不健康なやせ方をするケースも。体に負担をかけず、肥満を防ぐためには、糖質はちょっと控えめがちょうどいいのです。

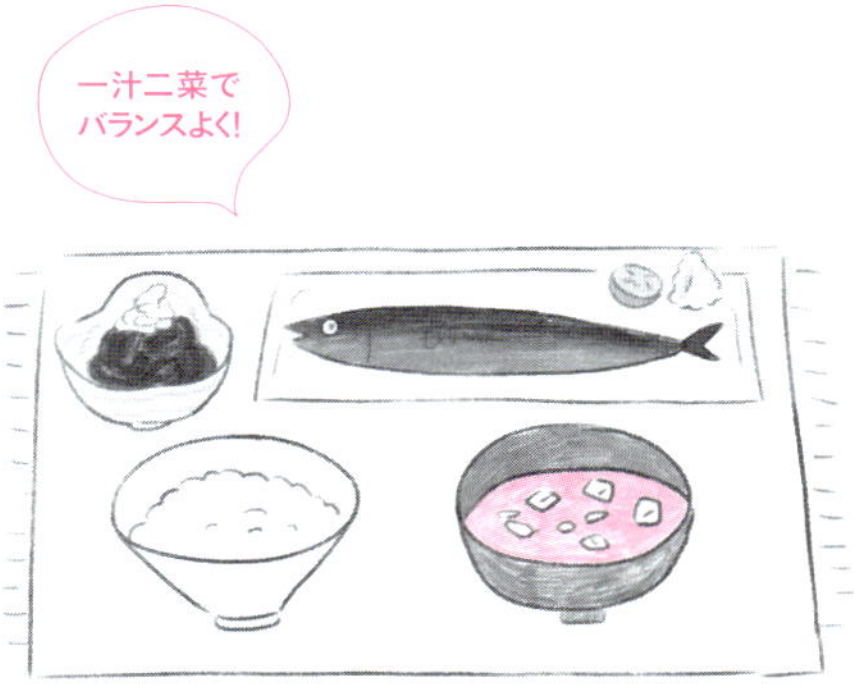

夜だけ糖質カットも要注意！

睡眠中も脳は糖をエネルギー源にして働き続けています。夜だけ糖質オフダイエットもありますが、脳にとっては大きなストレス。極端に栄養バランスを崩すのは、できるだけ避けましょう。

年代別、朝昼夜の主食量の目安

	朝	昼	夜
20代	プチ盛り（130g）	普通盛り（220g）	普通盛り（220g）
30代	または 食パン 6枚切1枚	小盛り（180g）	プチ盛り（130g）
40代～		プチ盛り（130g）	プチ盛り（130g）

22時に食べるケーキは、15時に食べるケーキの20個分！甘いものを食べるなら、断然15時！

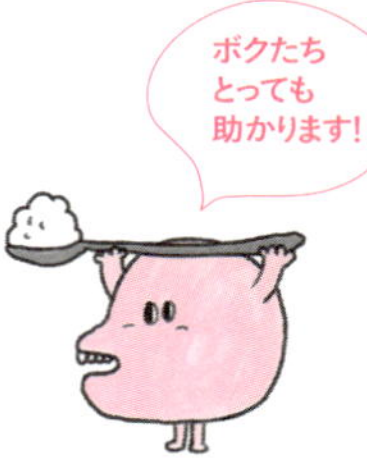

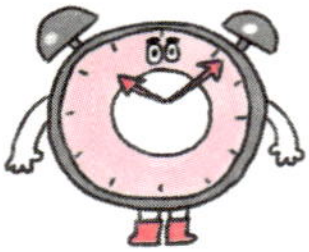

すい臓は、糖を処理するインスリンの製造工場です。一日の活動リズムを見ると、早朝は活動が低く、15時ごろにピークを迎え、19時過ぎには休息状態となります。つまり、**最もスムーズに糖を処理できるのは15時。**逆に、すい臓の活動が低下している朝や夜は**高血糖になりやすく、毛細血管や細胞にダメージを与えやすい時間**といえるでしょう。

また、脂肪を蓄積させるＢＭＡＬ１《ビーマルワン》というタンパク質も14～15時に最少となり、22時ごろから急増（１４８ページ参照）。ＢＭＡＬ１の量から単純計算すると、22時は15時の20倍も太りやすいということになります。

この２つのリズムをもとに考えると、最も体にダメージがなく、太りにくいスイーツタイムは15時なのです。

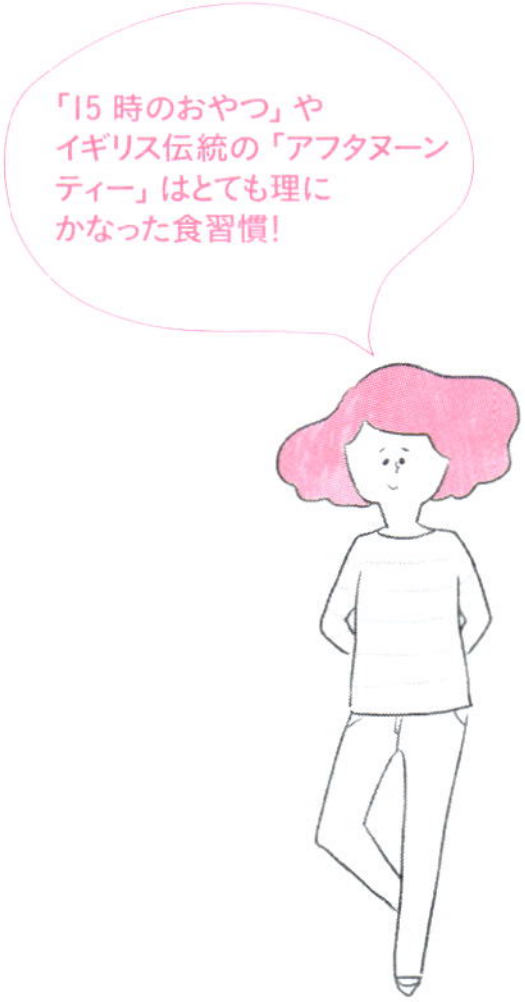
「15 時のおやつ」や
イギリス伝統の「アフタヌーン
ティー」はとても理に
かなった食習慣！

太らない！おやつタイムのポイント

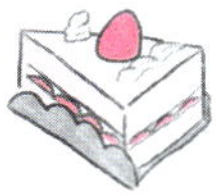

1. おやつを食べるのは
   14 ～ 15 時がベスト
2. 22 時以降の甘いものは NG！
3. 起き抜けの甘いものも控えめに

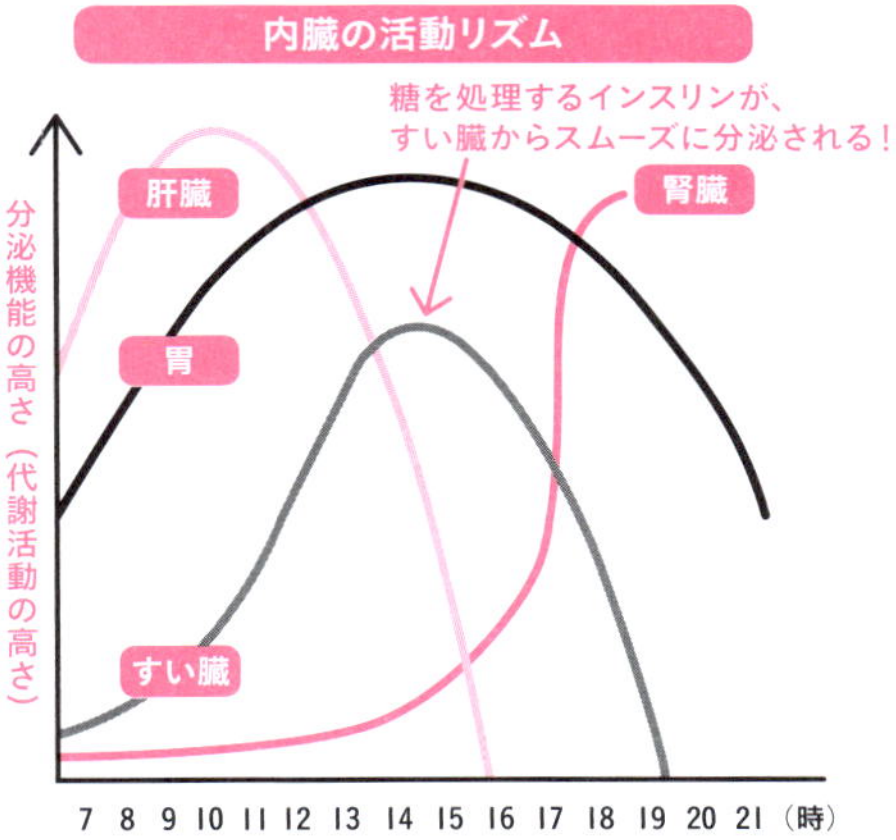

出典：Dr.Claude Chauchard の「タイムリー・ニュートリション」の概念図より

内臓の活動リズムに合わせた食事を

15 時はすい臓の活動が最も活発！　インスリンも効率よく活躍できます。また、胃や肝臓は代謝活動が盛んな日中、体中の血液を濾過する腎臓は夜に活発に働いているというのも、納得がいきますね。

ほどよい空腹タイムは若返りのチャンス！成長ホルモンが分泌されて体のサビがキレイに落ちる

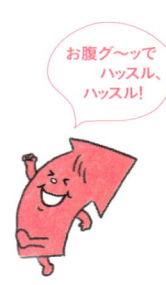

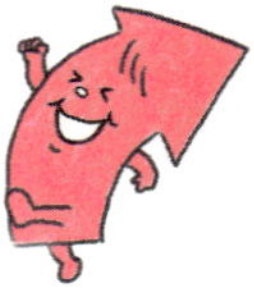

成長ホルモンは睡眠中や筋トレ後に働くことで知られていますが、血糖値を上げる働きもあります。満腹時は血液中に十分な糖があるので成長ホルモンは出ませんが、空腹になり血糖値が下がると「成長ホルモン出動！血糖値を上げろ！」という指令が出ます。空腹→成長ホルモン分泌→アンチエイジング力アップ。これが空腹で若返りパワーがアップする仕組みです。

だからといって、無闇に空腹タイムを長くしようとするのはナンセンス。長時間の低血糖は、飢餓のサイン。体が省エネモードになり、太りやすくなります。さらに過剰なストレス状態を引き起こしたり、体内時計が狂ったり、成長ホルモンの効力が弱まることも。成長ホルモンの力を生かすには、メリハリのある食事リズムが大切なのです。

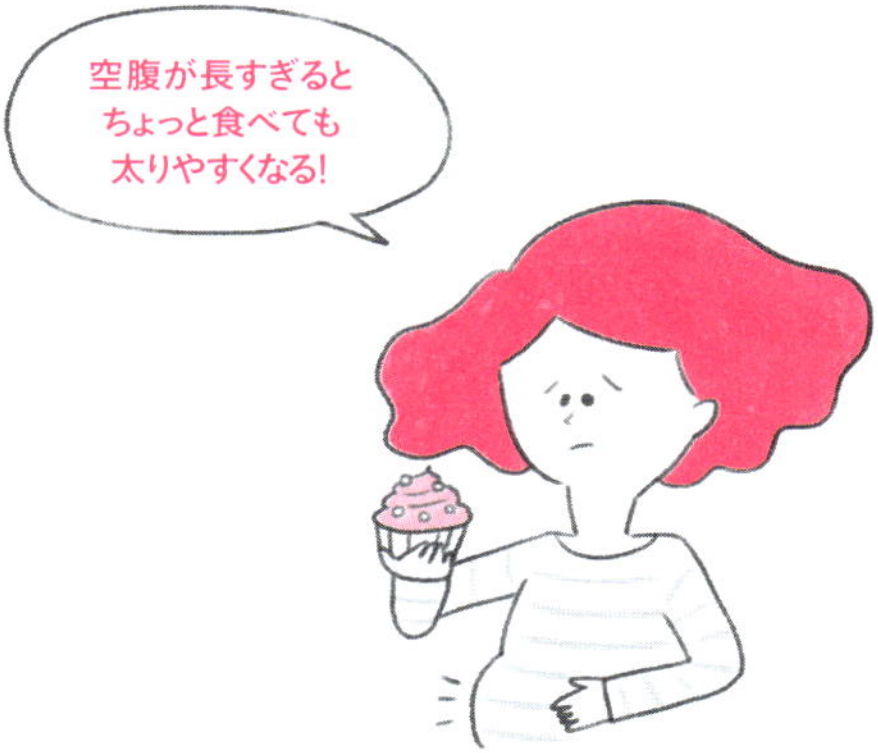
空腹が長すぎると
ちょっと食べても
太りやすくなる!

空腹時間は長すぎるのもNG！

空腹が長く続くと、脳は飢餓が訪れたと勘違いして脂肪を溜め込むように指令を出します。ほかにも、低血糖の反動で高血糖が起こりやすくなったり、体内時計が乱れるなどのダメージも…。

Q　お腹が空いてイライラするときは？

A　無理な我慢は禁物。血糖値を上げにくいナッツなどを少し食べましょう

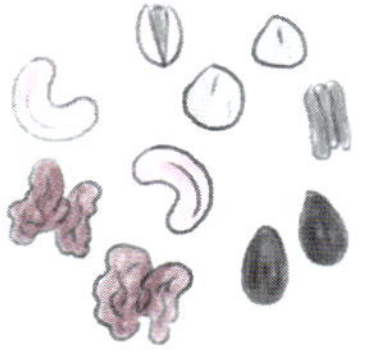

空腹を必死に我慢する必要はありません。お茶やビターココアなどを飲んでひと息ついても我慢できない場合は、血糖値を上げにくいナッツや乳製品を少し食べましょう。

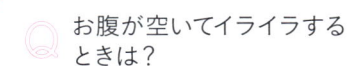

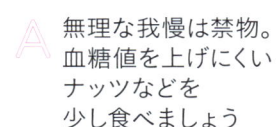

若返る食事⑧

脱・サラダ油&マーガリンで悪玉コレステロール減！心疾患のリスク減！

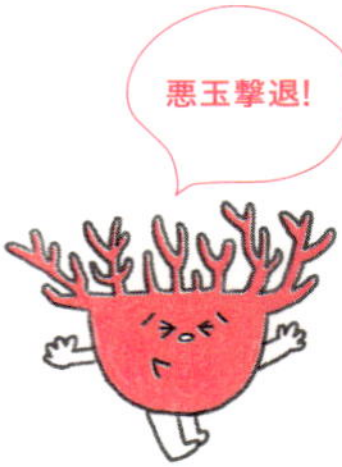

近年、体に悪い影響を及ぼすことで知名度が上がっているのが、トランス脂肪酸です。トランス脂肪酸は、サラダ油やマーガリンなどを精製、加工する過程で生まれる物質で、摂りすぎると悪玉コレステロールを増やし、善玉コレステロールを減らしてしまうため、心疾患などのリスクが高まるといわれています。日本では、まだトランス脂肪酸の表示義務や上限値の設定はありませんが、若々しく健康でいるためにも、脱・トランス脂肪酸を目指しましょう。

トランス脂肪酸カットのためには、加工品の活用を控え、マーガリンやサラダ油をキッパリ卒業！　特に、加熱によって酸化したサラダ油は、トランス脂肪酸が急増します。家庭で使う油は、できるだけフレッシュなものを使いましょう。

○

- **オリーブオイル**
- **菜種油・大豆油**
- **ごま油・米油**
- **グレープシードオイル**
- **バターなど**

×

- **マーガリン**
- **ショートニング**
- **ファットスプレッド**
- **サラダ油（精製度が高い油）**

油選びのポイント

原材料欄をチェックして、使われている材料がシンプルなものを選びましょう。複数の植物油を使って精製されたサラダ油は、製造の過程でトランス脂肪酸が発生している可能性が高いので、控えるのが賢明です。

控えたい加工食品はこれ！

和食中心の食事を摂っている日本人は、欧米人に比べてトランス脂肪酸の摂取量は少ないといわれていますが、スイーツ好きの 30 ～ 40 代女性は、摂りすぎの傾向が…。美容と健康のためにも、ぜひ控える努力を！

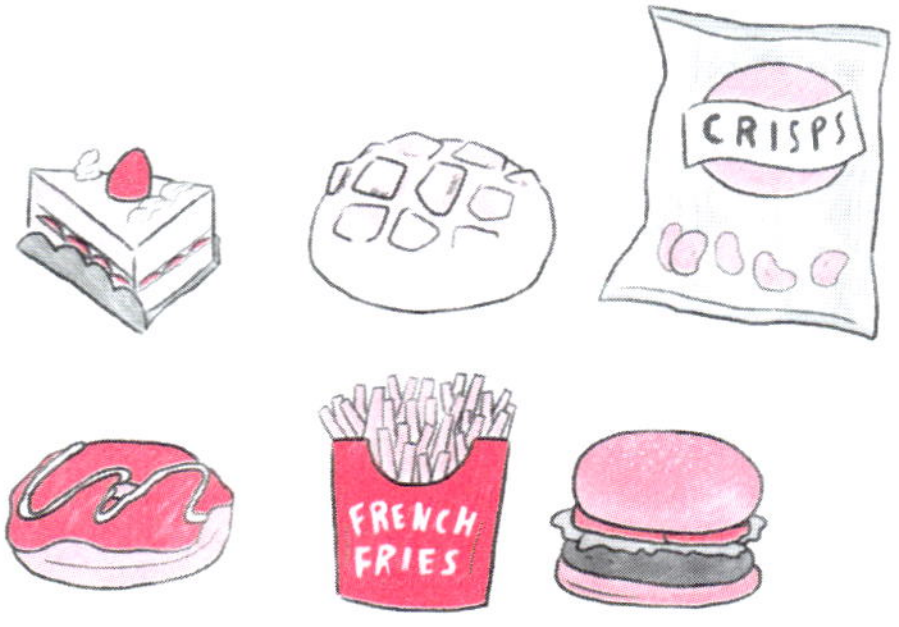

- **洋菓子・菓子パン**
- **揚げ物・スナック菓子**
- **ファストフード**

22時以降は脂肪蓄積度高し。残業デーは、夕食を2回に分けて深夜のドカ食いを阻止！

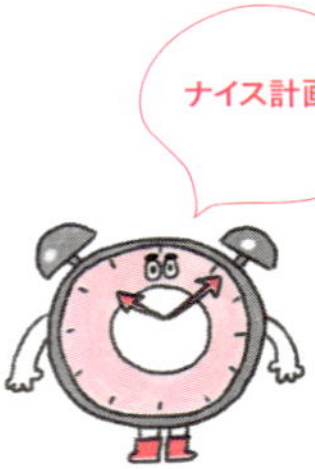

私たちの体には、体内時計のリズムに合わせた脂肪蓄積のリズムがあり、BMAL1というタンパク質の増減によってコントロールされています。このBMAL1が急増し、最も太りやすくなるのが、22時以降です。

残業が多く、22時以降に夕食を食べることが多い人は、夕食を2回に分ける方法がおすすめです。まず、夕方18時ごろ、BMAL1が少ないうちにサラダとおにぎり、またはサンドイッチなどの炭水化物を。帰宅後の22時以降はBMAL1が多く太りやすい時間なので、脂質、糖質が少ない野菜や海藻とタンパク質を摂れるスープを。これは、ナイターの試合で食事が深夜になってしまうプロ野球選手も実践する食事法。これなら栄養バランスを維持しつつ睡眠中の消化負担を軽減でき、体のメンテナンスもバッチリ行われます。

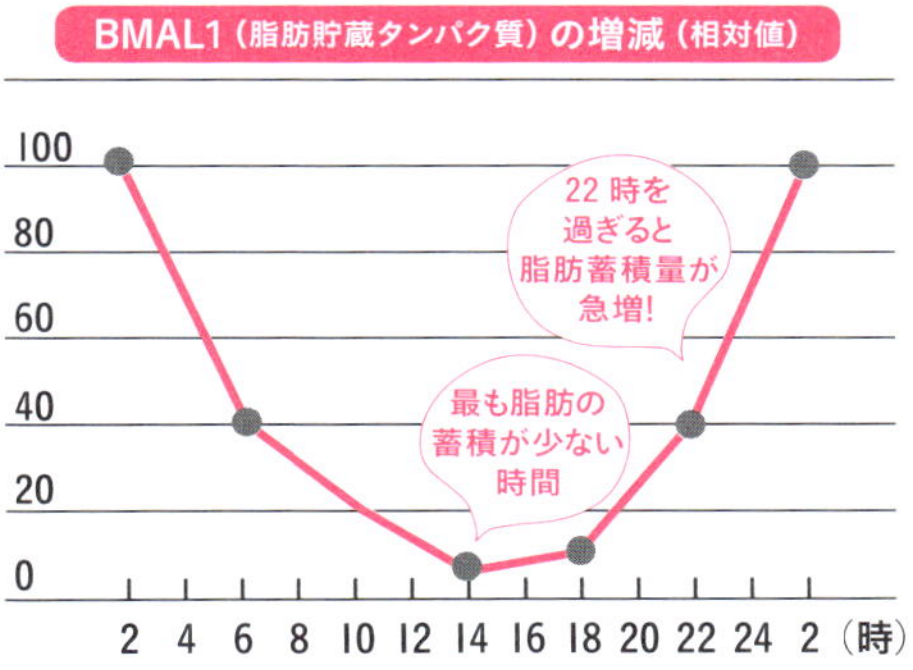

Canaple L, et al. Mol Endocrinol.2006（改変引用）

脂肪蓄積度が低い18時までに軽食を

脂肪蓄積の指令塔であるBMAL1の量は12〜18時頃までは少ないため、この時間帯に食べると太りにくい。BMAL1は22時以降になると急増し、太りやすくなるので、22時以降は脂質＆糖質を控えめに。

残業デーの夕食スケジュール例

BMAL1が少ない18時ごろまでに、炭水化物主体のサンドイッチを、帰宅後の22〜23時に、低糖質、低脂肪でタンパク質を含み、消化がよいスープを。体のリズムに合わせて賢く食べることが大切。

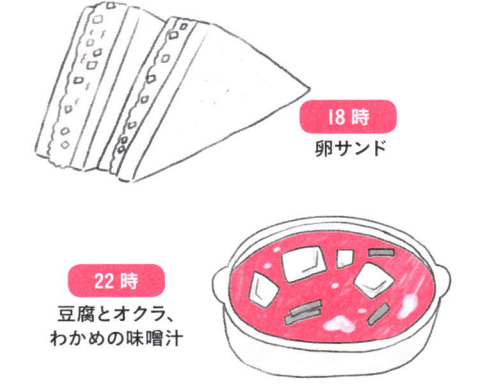

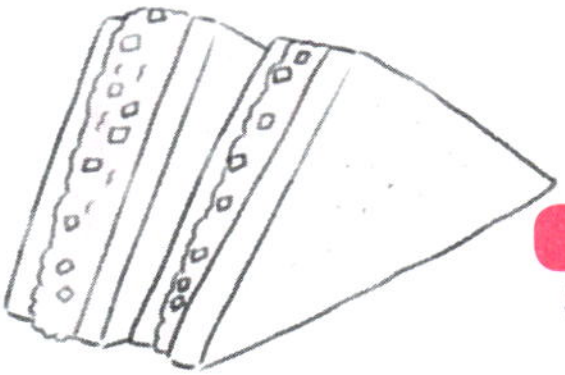

疲れやストレスで酸性に傾いた体は、梅干し1粒でスッキリ中和できる！

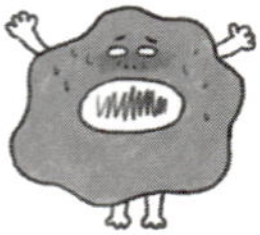

私たちの体が最も健全に働けるのは弱アルカリ性です。しかし、肉食に偏ったり、ストレスや疲れが溜まった体は、必要以上に酸性に偏ってしまいます。その結果、さらに疲れやすくなったり、血液中の酸性物質の濾過を担当する腎臓に負担がかかったり、免疫力が低下してしまうことも。このような状態が長く続けば、老化は加速し、病気を招いてしまうでしょう。

そんな酸性に傾きがちな体を、1粒でシャキンと中和してくれるのが梅干しです。強力な抗酸化作用で血液をサラサラにし、弱アルカリ性に保ってくれるので、毛細血管は大喜びです。解毒作用や胃がんの抑制、腸内環境の改善などに大活躍です。1日1粒で十分なので、ぜひ取り入れてみてください。

梅干しの7つのパワー

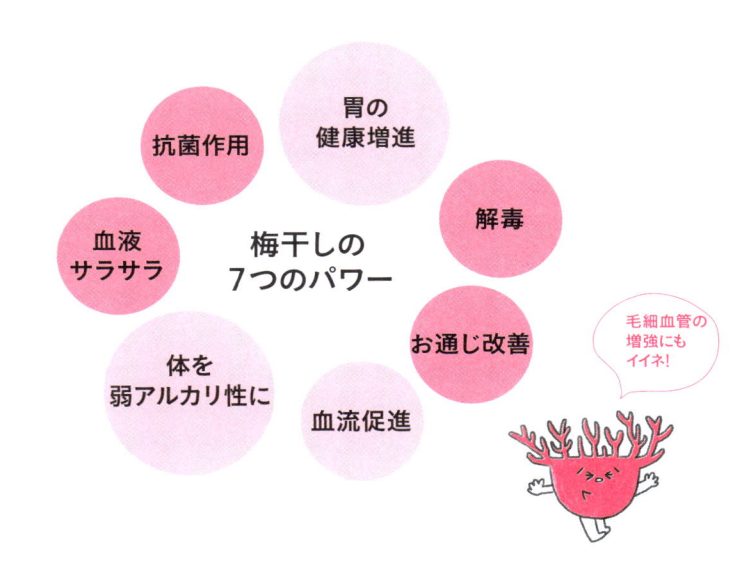

- 抗菌作用
- 胃の健康増進
- 解毒
- お通じ改善
- 血流促進
- 体を弱アルカリ性に
- 血液サラサラ

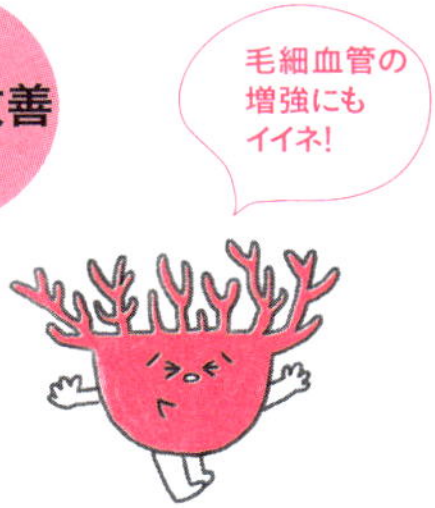

Q　酸っぱいのが苦手でも食べられるメニューは？

A　昔ながらの「梅醤番茶」がおすすめ！

体をいたわる梅醤番茶《うめしょうばんちゃ》は、昔ながらの食養生の知恵。梅肉１個をカップに入れ、熱々の番茶（できれば三年番茶を使用）、醤油とおろしショウガを少し入れ、スプーンなどで梅肉を潰しながらいただきます。番茶はカフェインをほとんど含まないので、寝る前に飲むのもおすすめです。

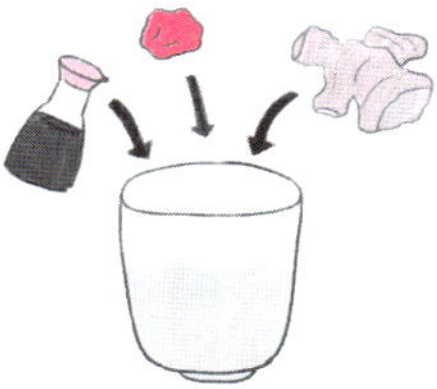

若返る食事⑪

夜はカルシウム吸収のゴールデンタイム！吸収率が高い乳製品でしっかり補給しよう

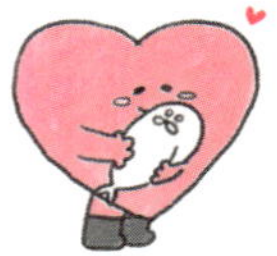

カルシウムは吸収率が低く、不足しがちな栄養素の一つです。特に女性は更年期を迎えると女性ホルモンが減少し、骨密度が低下しやすくなります。

不足するならサプリで強化すればいいのでは？と思われがちですが、サプリでカルシウムだけを過剰に強化すると、血管が硬くなりやすく、心筋梗塞や脳卒中発症のリスクが高まるという報告も。やはり、栄養は自然のものから取り入れるのが、安心かつ有効です。

カルシウム補給のポイントは、食べるタイミング。骨は日中に古い骨を壊して吸収する「骨吸収」と、夜になって新しい骨を作る「骨形成」を繰り返しています。つまり、夜の骨形成の時間帯に合わせて、夕食で吸収率のよい乳製品でカルシウムを摂るのが最も効果的なのです。

骨を丈夫にするコツ

カルシウムの骨吸着率が高まる食べ合わせを頭に入れておきましょう。マグネシウム、ビタミンDはしらすや鮭、イワシなどの魚介、大豆食品に多く含まれます。食事で不足しがちなビタミンDは日光を浴びることで体内での合成が促進！　日焼け止めを完璧に塗って紫外線をカットすると、ビタミンDの合成が低下するのでご注意を。

1. **乳製品、小魚、大豆食品、緑黄色野菜をこまめに摂る**
2. **酸味、タンパク質と合わせて吸収率アップ！**
3. **吸収率が高まる夜に、吸収率の高い乳製品を食べる**
4. **マグネシウム、ビタミンDで骨の形成率を向上**

年をとるとカルシウムの吸収率は低下！

カルシウムの年代別吸収率

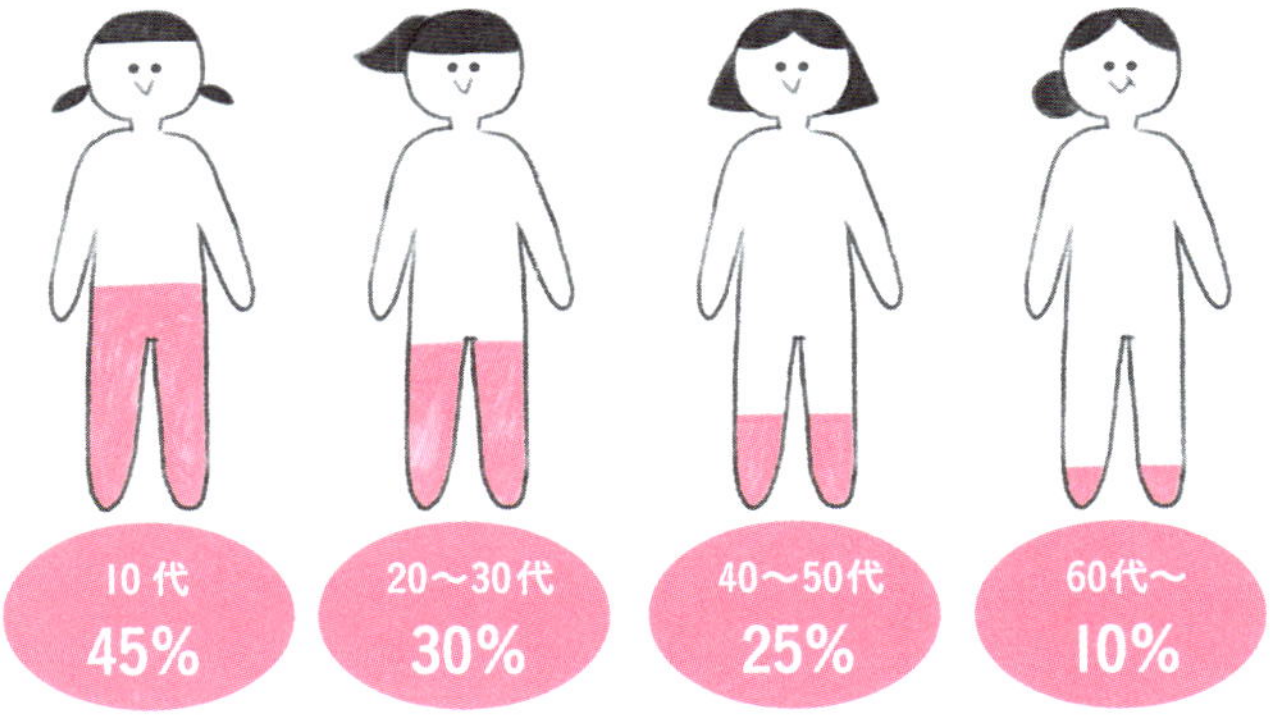

参考：厚生労働省「日本人の食事摂取基準」

若返る食事⑫

疲れ、だる重～には「週1回のレバーデー」。タンパク質＆鉄を補強し、血流アップ、やせ体質に！

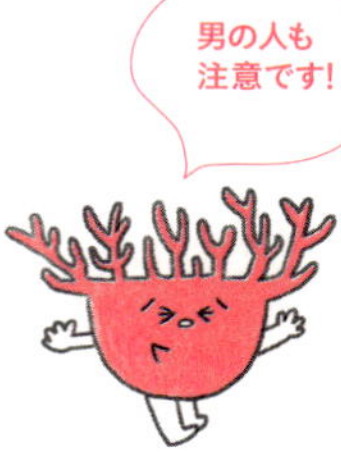

鉄不足や貧血というと、女性だけの悩みだと思われがちですが、近年、鉄不足の男性も増えています。鉄は血液中のヘモグロビンの材料。不足していると、血中ヘモグロビンが減り、赤血球そのものが小さくなり、酸素運搬量が減り、**疲れやすい、だるい、顔色が悪い。または少し走ると頭痛、胸の痛みが起こるケースも。**そんな人は鉄の補給が急務です！

鉄は吸収率が低いため、効率よく摂ることが大切。吸収率が高い**「ヘム鉄」を含む動物性食品を週1回のペースで摂り、**合わせて植物性食品に含まれる**「非ヘム鉄」をこまめに摂りましょう。**週1回、レバーやカツオを食べる日を決めておけば、案外楽にクリアできるはず。レバーやカツオが苦手な人は、卵や納豆でこまめに補給するとよいでしょう。

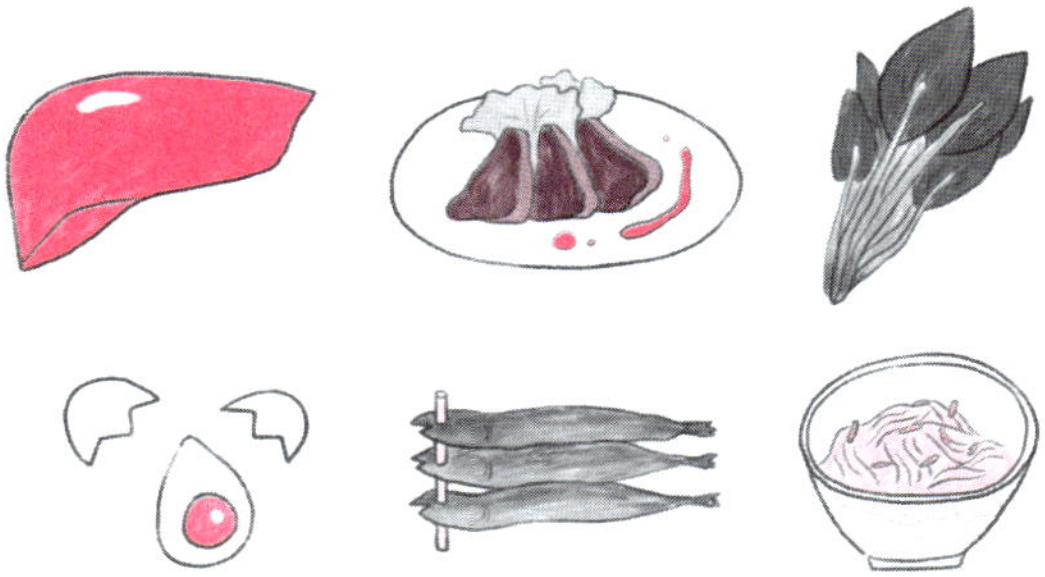

・レバー
・赤身肉
・卵・めざし
・貝類
・青菜
・切り干し大根
・大豆食品
・アサイー

鉄が多い おすすめ食材

吸収率が高い動物性食品がおすすめ。一番のおすすめはレバーですが、苦手なら赤身の肉やカツオ、納豆などでも OK。青菜や大豆食品でこまめに補強すれば万全！

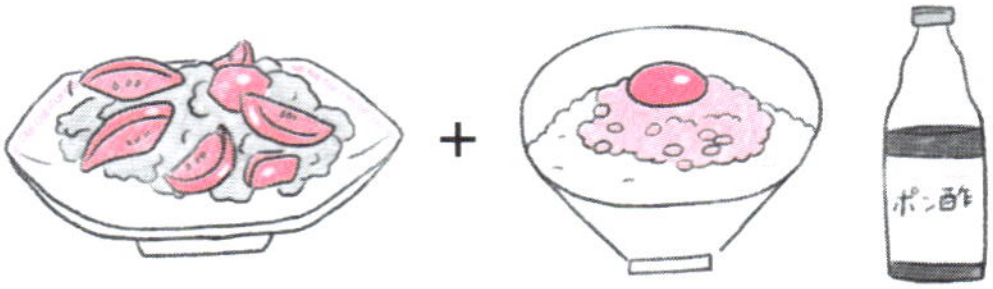

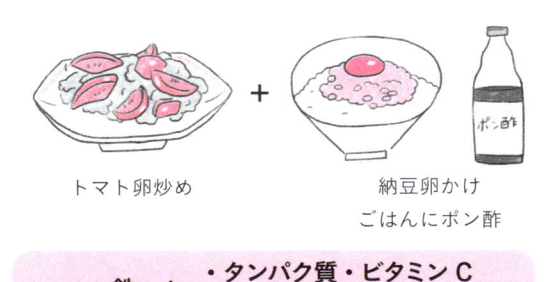

トマト卵炒め

納豆卵かけ
ごはんにポン酢

鉄　＋　・タンパク質・ビタミンC
・クエン酸（酸味）

吸収率が低い鉄は、食べ合わせがカギ！

鉄の吸収率はとても低く、動物性食品に含まれるヘム鉄は 23％、植物性食品に含まれる非ヘム鉄は５％。とても吸収率が低い鉄ですが、ビタミンCやタンパク質、クエン酸と合わせて摂ることで吸収率がアップ！

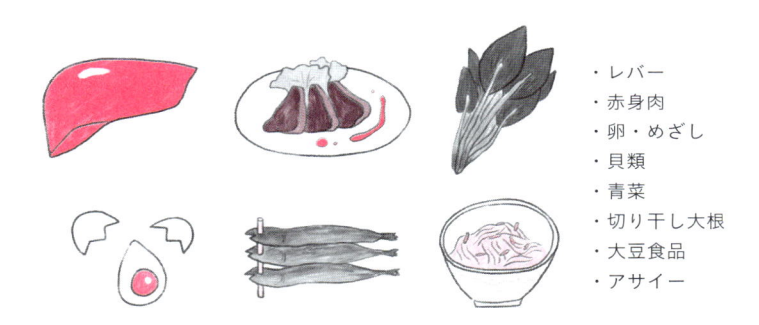

ハーバード大学

Dr. 根来レポ④

糖尿病、メタボ、
心疾患…
もしかしたら、
黒幕は歯周病!?

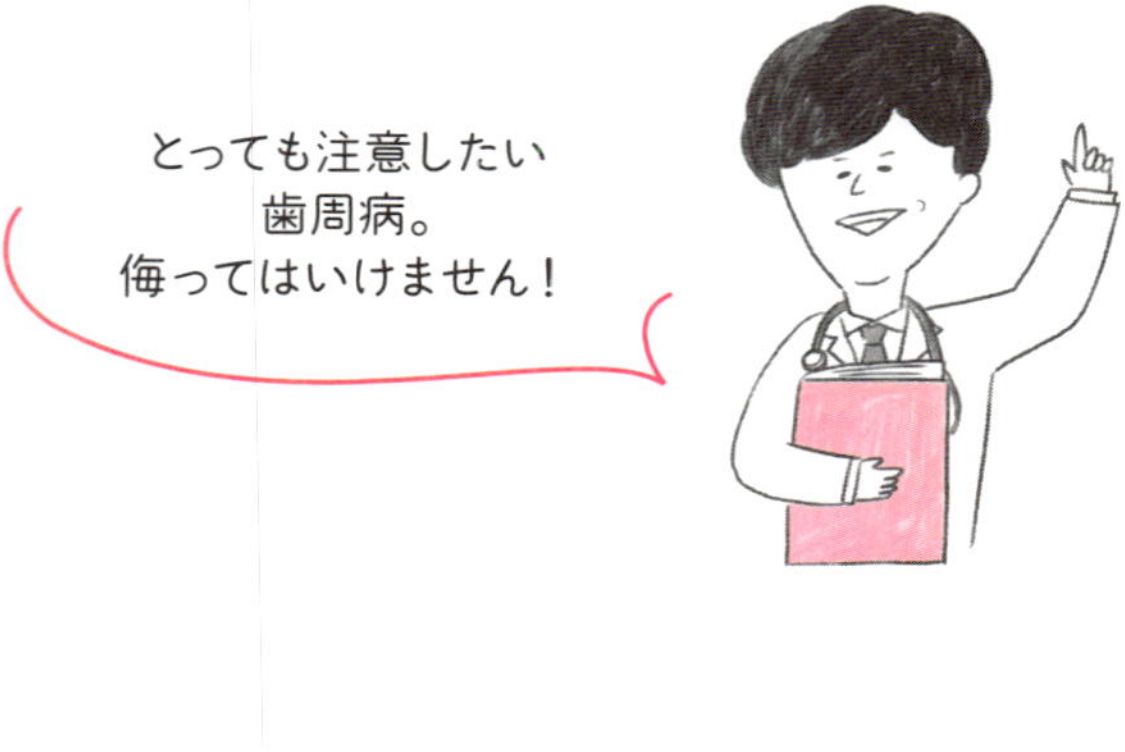
とっても注意したい
歯周病。
侮ってはいけません!

大人の約8割が患っているのが、何を隠そう歯周病です。歴史上、人類最大の感染症ともいえる規模ですが、口の中の健康については、無頓着な人が多いのが事実。しかし、たかが口の中のことでしょ？　と侮らないでください。その被害は、歯茎の出血だけにとどまりません。口の中で繁殖した歯周病菌は、全身に広がり、重大な病気を引き起こすこともあるのです。

少し脅しのようになってしまいましたが、けして大げさなことをいっているわけではありません。口の中で繁殖した歯周病菌は、小さな傷口から毛細血管に侵入し、全身を巡り、心臓内に貼り付き、心内膜症や弁膜症といった心臓の病気を引き起こすことがあります。1990年代に行われたアメリカ・カナダの大規模な合同研究では、心疾患で亡くなった5000人の心臓を解剖したところ、なんと90％以上の人から口腔内細菌が見つかったという結果が出ました。数年後には『ニューヨーク・タイムズ』で〝フロスorダイ〟フロスで口の中をケアするか、死ぬか？　というキャンペーンが大々的に行われたほど、この研究の結果は、歯周病菌の怖さを思い知らせるのに十分な、衝撃的なものでした。

歯周病菌の悪行は、これにとどまりません。血管内に歯周病菌が入ると、白血球が駆けつけて退治してくれますが、これが繰り返されると、動脈硬化は進行、心疾患や脳血管疾患などさまざまな病気を引き起こします。さらに歯周病菌が

ハーバード大学

Dr. 根来レポ④

もつ毒性によって全身に慢性炎症が起こると、インスリンが効かなくなって糖尿病が発症、それが原因でメタボを引き起こしたり、免疫ネットワークから分娩のスイッチとなる物質「TNF-α」が分泌され、早産を起こす妊婦さんもいます。TNF-αは、インスリンの効きを悪くする働きもあるので、糖尿病や高血糖による毛細血管の劣化とも深く関係しています。

私たち医者は、糖尿病の治療や妊婦の診察を行うときに、歯周病がある人にはその治療を優先してもらうこともあるほど、歯周病は厄介な存在なのです。

歯周病の始まりは母子感染。乳児期にお母さんが噛み砕いたものを与えられることで感染するわけですが、歯周病菌を増殖させて歯周病を患うかどうかは自分次第です。虫歯のような痛みもなく、静かに進行するのが歯周病の怖さです。症状がなくても歯磨きをこまめに行い、唾液を十分に出して口の中を清潔に保つこと。また、口の中が傷つくような噛み合わせを治すことも必要です。気づかない症状も多いので、定期的に歯科医院で診てもらうのが一番の対策でしょう。

歯周病対策はお早めに!

○食べたら歯磨き
○唾液をよく出す
○こまめに水分補給
○タバコをやめる

歯周病対策の基本は歯磨きと口の乾燥予防。口の中が粘つく人は、183ページの舌体操をして唾液の分泌を促しましょう。水分補給には消臭効果のある緑茶もGOOD！

歯周病はこんな症状の原因に！

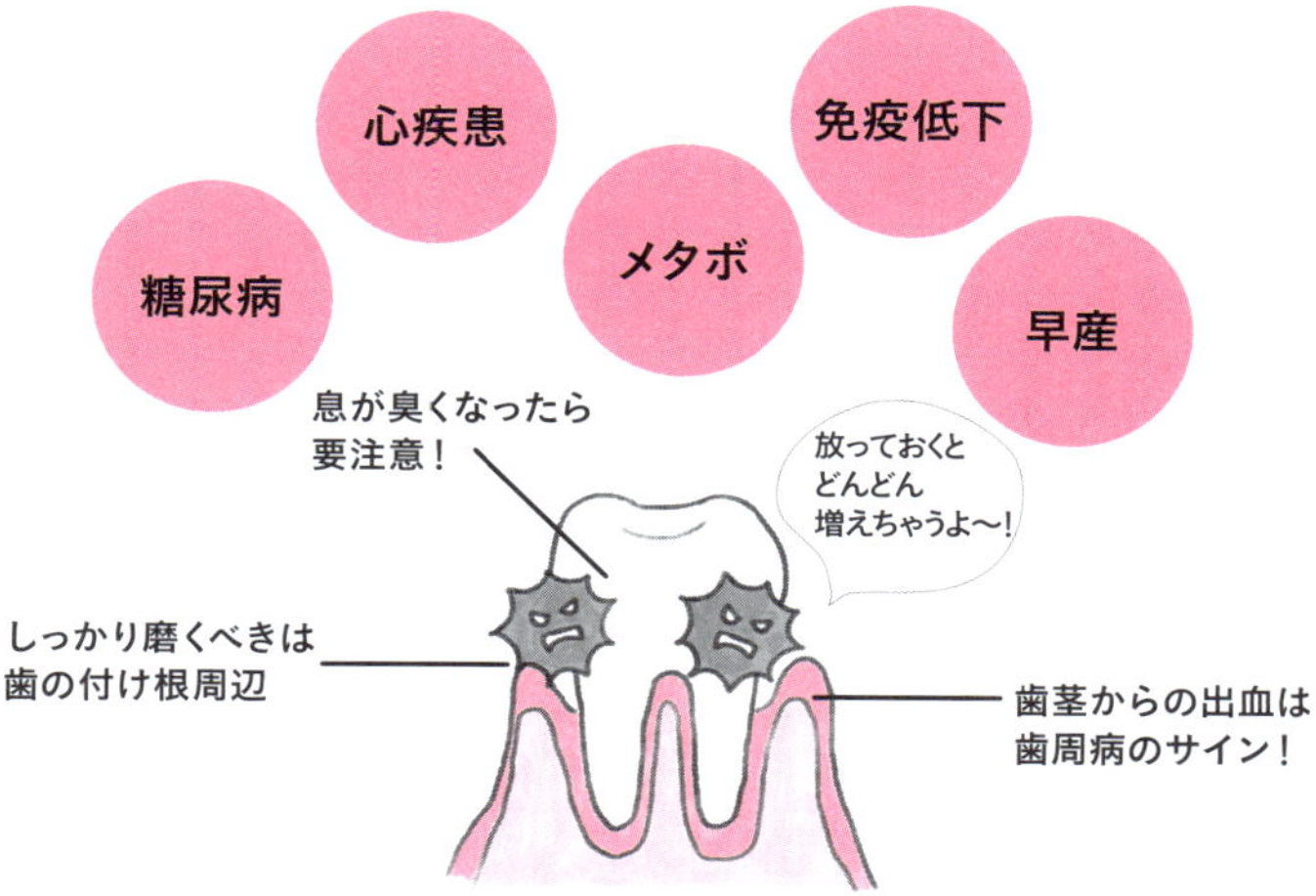

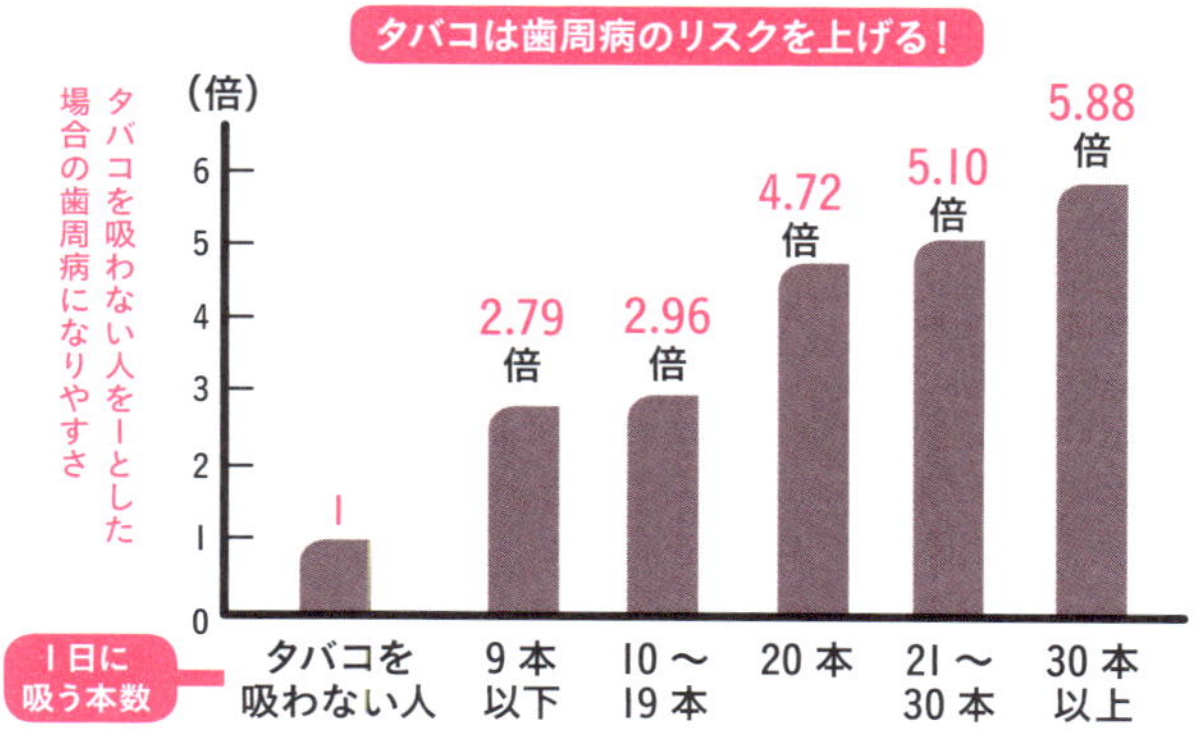

喫煙は歯周病リスクを高めるだけでなく、血流悪化、肺がんのリスクを上げるなどたくさんあります。喫煙者の方、そろそろ潮時では…？

出典：NHANESII: Tomarr &Asma,2000

若返る運動

〝運動〟は老化退治の永遠のヒーロー！

２０１３年、文部科学省が行った「体力・スポーツに関する世論調査」では、運動不足だと感じている人の割合は、現役世代の20～50代すべてで80％を上回り、特に30代では約90％近くもいるという、衝撃的な結果が出ています。

健康に対する情報があふれるほどある一方で、これだけの人が運動不足を自覚しているという矛盾。わかってはいるけれど、忙しくて運動できない、気持ちに余裕がない。日本人の現状は、そのような感じではないでしょうか。

しかし、運動はジムに行かなければできないわけでも、トレーニングウェアに着替えて外を走り回らなければいけないわけでもありません。仕事や家事の合間、通勤途中のウォーキングも、お風呂上がりの簡単なストレッチも、立派な運動です。

ささやかな運動でも、こまめに体を動かす習慣を身につけることで、自律神経はメリハリよく働き、体内時計はカチッと調整され、血液はサラサラと流れ、毛細血管は増強、ホルモンはスムーズに分泌されて、体はイキイキとよみがえるのです。

ここまで何度も解説してきましたが、加齢によって体は自然に老化していきます。体を健やかに保つためのホルモン、毛細血管、自律神経、細胞も、年を重ねることで自然と減少したり、機能が衰えてしまいます。だからこそ、運動でのフォローが大きな力となります。

運動は、何歳になっても私たちを老化から守ってくれる、永遠のヒーローなのです！

若返る運動①

筋トレは、朝より夕方！成長ホルモンがグンと増え、アンチエイジングを助けてくれる

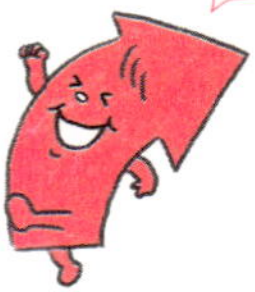

「アンチエイジングホルモン」である成長ホルモンは、体内時計のリズムで分泌されるほか、筋トレによっても分泌されます。運動は習慣にすることが大切なので、続けやすい時間帯に行うことが基本ですが、成長ホルモンの効果を無駄なく得るなら、狙うは断然17～19時です。

この時間帯は副交感神経が優位になり始め、筋肉の柔軟性や肺機能も高まっています。さらに、朝の8時と夕方18時の運動による成長ホルモンの分泌量を比べると、夕方の運動のほうが格段に量が増えたというデータもあります。

成長ホルモンの分泌を促すなら、取り入れる運動は、少々きつめの筋トレ（無酸素運動）。たとえば、スクワット、腹筋、腕立て伏せ、全力疾走や全力で泳ぐのもおすすめです。

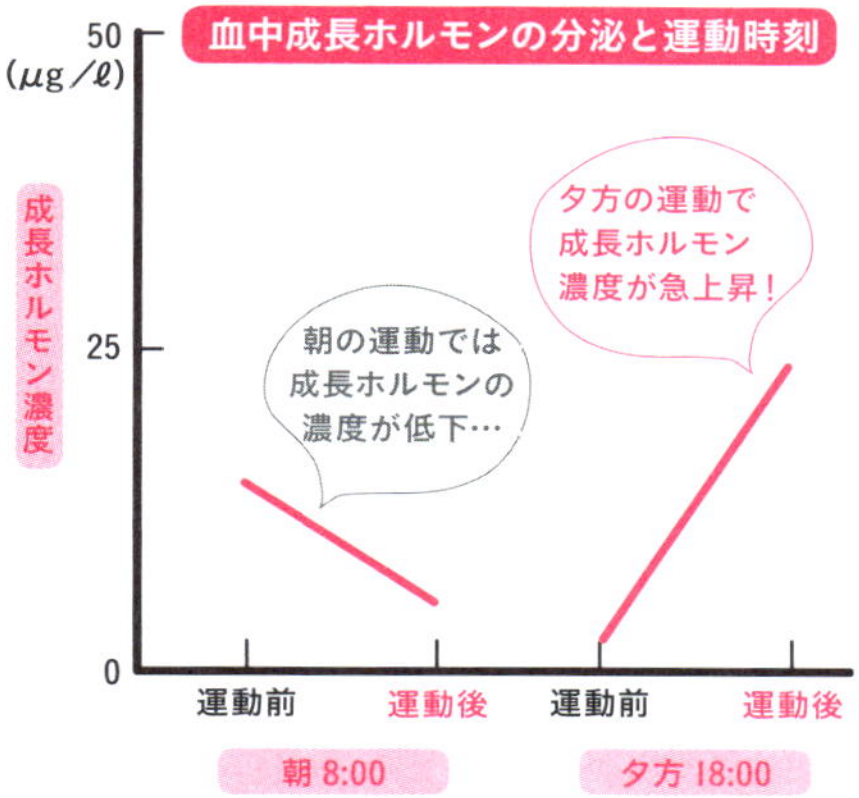

『時間栄養学』（女子栄養大学）掲載データを改変

血中成長ホルモンの分泌と運動時刻

成長ホルモンは朝より夕方に運動すると量が急増。効果は5〜6時間持続するので、睡眠中に出る成長ホルモンとの相乗効果で、アンチエイジング効果も大幅アップ！

Q 午前中の運動はNGなの？

A 早朝を避ければOK
寝付きが悪い人には効果的です

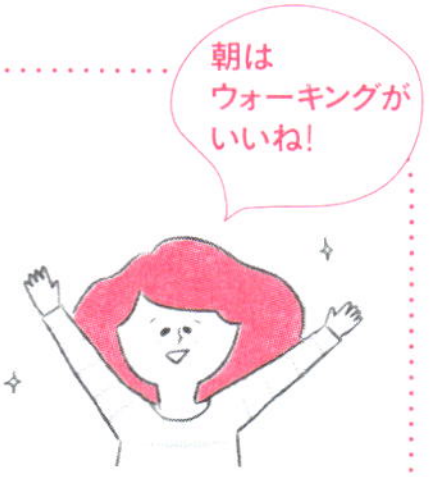

早朝の運動は避けるべきですが、寝付きが悪い場合は、副交感神経と交感神経のスイッチがうまくできていないケースが多いので、午前中に軽く運動をして、交感神経をオンにしましょう。睡眠ホルモンの確保に働くセロトニンは、リズム運動で分泌されるので、午前中のウォーキングがおすすめです。

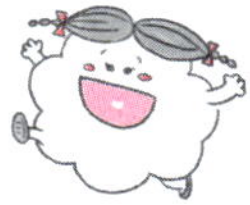

頑張らずにできる！

「ながら運動」カタログ

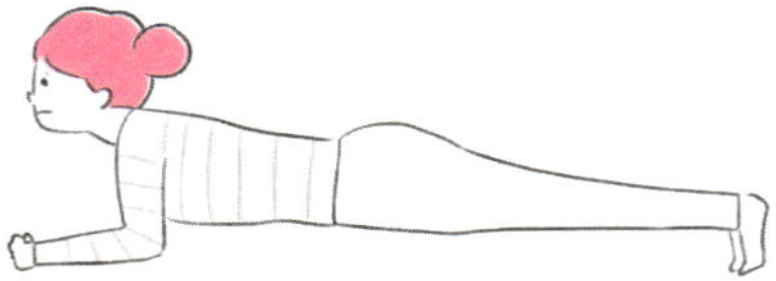

テレビを見ながら！

プランク・体幹トレーニング

うつぶせになり、両ひじを曲げた状態で肩幅に広げ、両つま先とひじから先の両腕の４点で支えて体を真っ直ぐに持ち上げる。深い呼吸を意識しながら、少しキツイと感じる程度キープすると効果的。

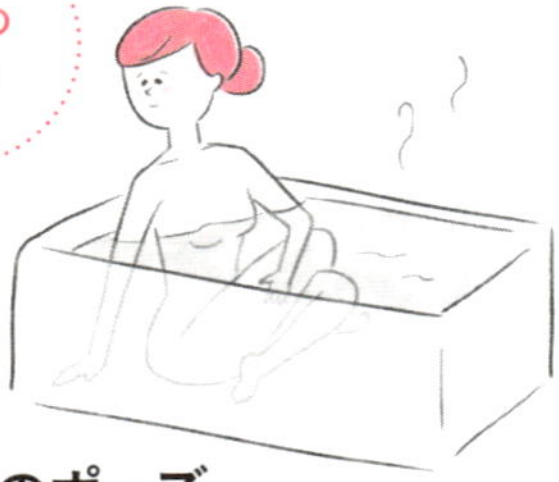

湯船の中で！

ねじりのポーズ

両足を右にくずして座り、右足を立てひざにして、左足の外側におく。左手で右足を抱え、右手を腰の後ろにつき、背筋を伸ばしながら息を吸う。息を吐きながら、体を右にねじり、５呼吸ほど静止。足を組みかえて同様に行う。

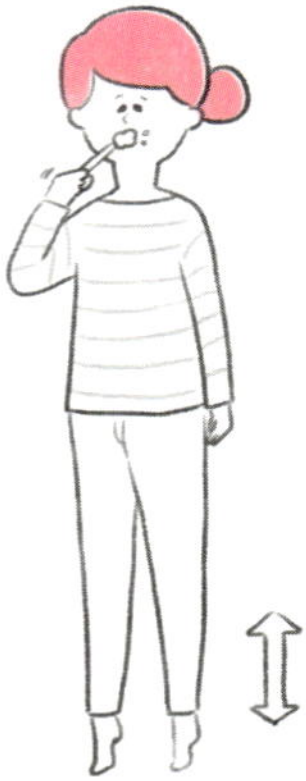

歯磨きしながら！

つま先立ち・ふくらはぎ運動

歯磨きをする３～５分間の間、かかとを上げてつま先立ちをし、静かにかかとを下ろす、を繰り返すだけでOK。呼吸がゆっくり、深くなるよう、意識しながら行う。

風呂
上がりに
体を拭き
ながら！

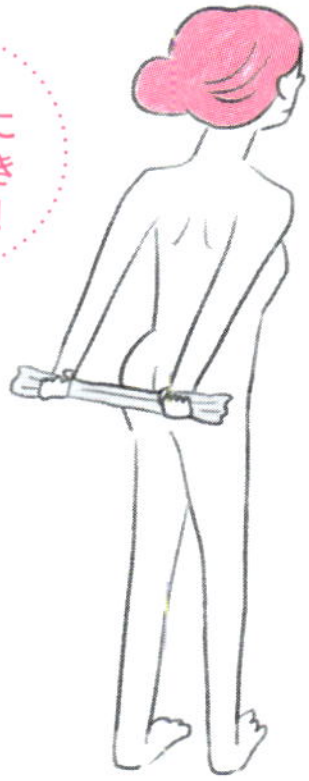

タオルを使って、ストレッチ

タオルを体の後ろに回して肩幅に合わせて両手で持ち、胸を反らしながら両手を心地よいと感じる範囲で持ち上げて 10 ～ 20 秒キープ。肩甲骨周りの筋肉を意識して行う。

手首ストレッチ

手を前に伸ばし、指先を下に向け、手のひらが自分に向くように手首を曲げる。反対の手で親指以外の指をつかみ、自分のほうにゆっくりと引く。続いて、手を前に伸ばし、指先を上に向け、手首を曲げる。もう片方の手で親指以外の指をつかみ、自分のほうに引いてゆっくりと反らす。それぞれ片手につき 10 回ずつ行う。

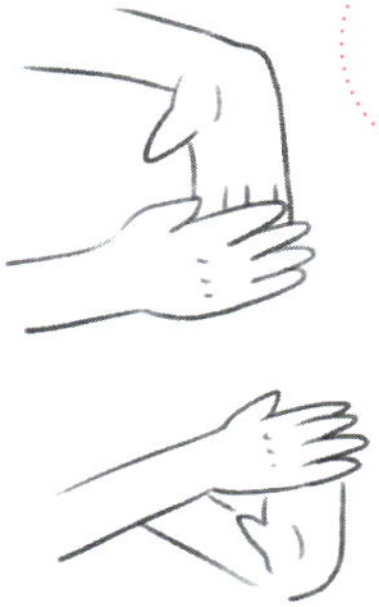

移動中や
待ち時間、
湯船の
中で！

デスク
ワーク
中に！

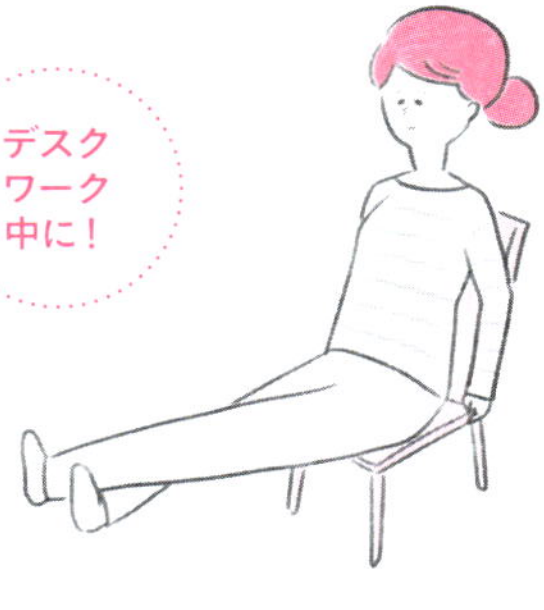

背筋を伸ばして、太もも引き締め運動

背筋を伸ばしてイスに座り、両足を持ち上げて足首を交差し、上の足は下に下の足は上に向かって力を入れる。5 ～ 7 秒間思いっきり力を入れたら、足の上下を入れかえて同様に行う。

若返る運動②

コツコツ歩きは若返りの御利益がいっぱい！

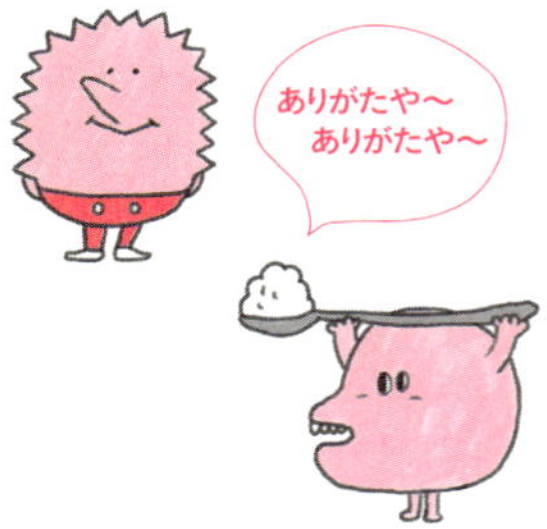

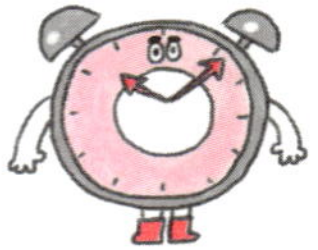

歩くだけで本当に効果があるの？　と思われるかもしれませんが、ウォーキングの効果は絶大です。たとえば、10分のエアロビクスは1300歩のウォーキング、10分のクロール（水泳）は2500歩のウォーキングに匹敵します。個人差はありますが、10分のウォーキングは約1000歩なので、無理なくかなりの運動効果が得られることが想像できるでしょう。

何よりも嬉しいのは、その御利益。自律神経や体内時計が整うことによる不眠やストレスの解消、血圧や血糖値の調整、善玉コレステロールの上昇や免疫力の向上、腸内環境の改善、快便、体脂肪減少など、両手に余る効果が！　ウォーキングのその1歩は、確実に若返りの1歩なのです。

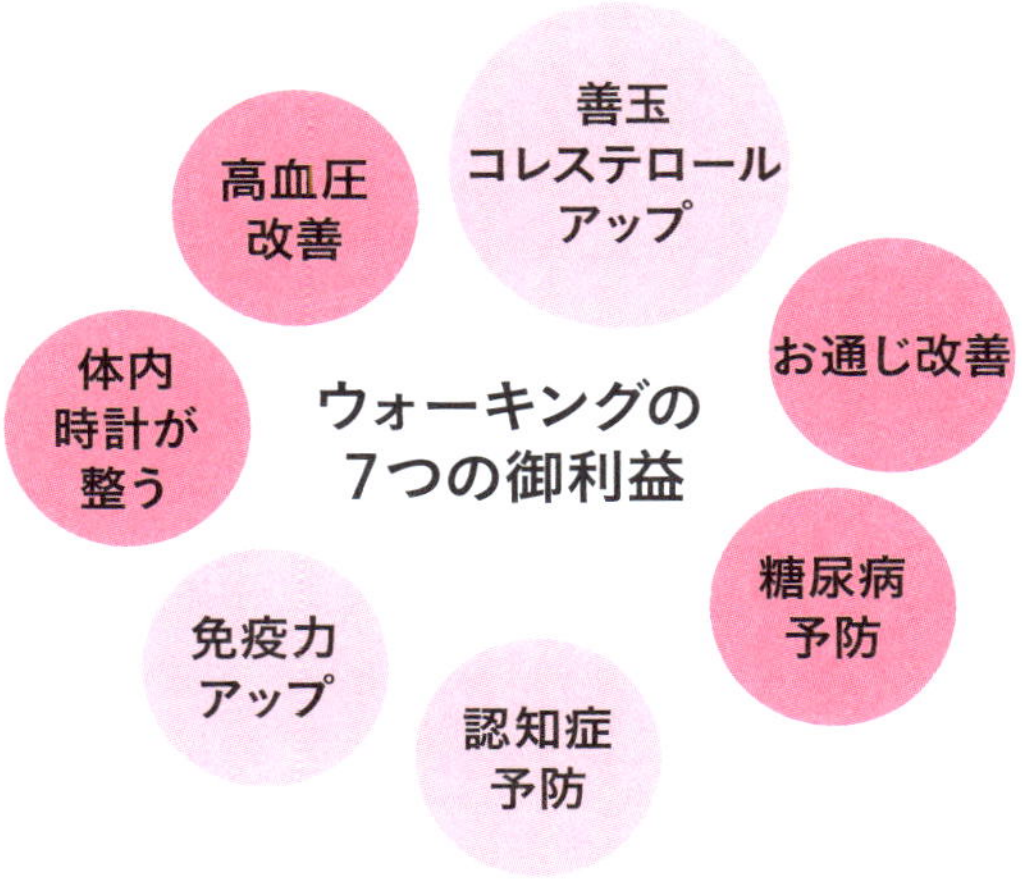

歩数とHDLコレステロールの関係

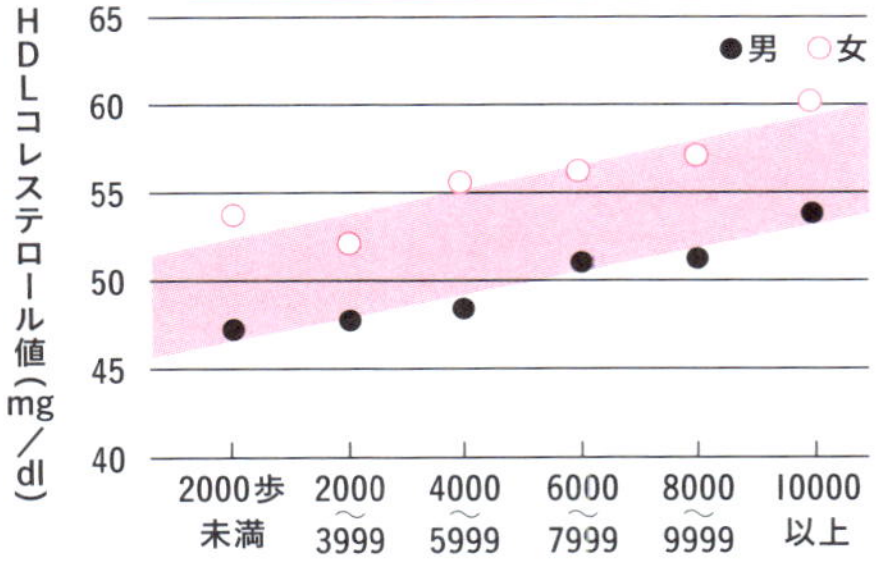

出典：1日の歩数とHDLコレステロールの関係 厚労省、1991

ウォーキングと認知症の関係

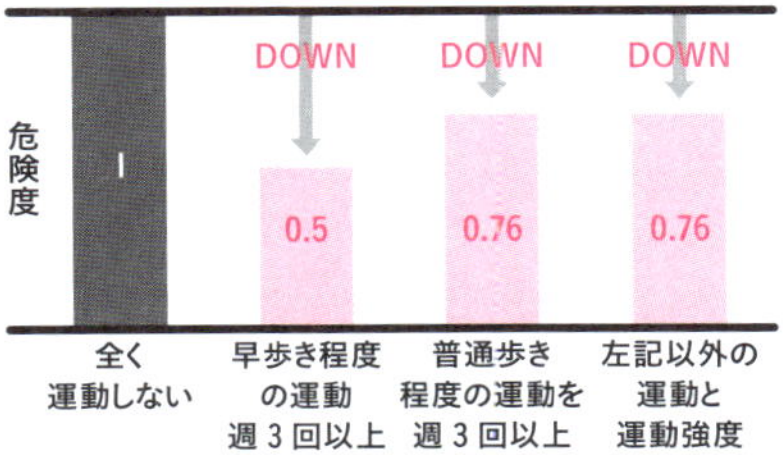

出典：運動習慣とアルツハイマー型認知症の危険度。Laurinら（2002）

効果が出る
ウォーキングのポイント

・10分間に1000歩の早歩きを20分間程度行う
・歩数計を常に身につけておく
・頑張りすぎは禁物

20分間の早歩きは代謝アップや血流促進に必要ですが、歩きすぎ、速すぎはNG。フリーラジカルが増えてしまったり、免疫力が低下する恐れもあります。自分の体に合う、ウォーキングスタイルを見つけることも大切です。

目指せ8000歩！

タイプ別、歩数アップ術

Type 01

時間に余裕がある

しっかりウォーキング

時間に余裕がある人は、午後の時間帯にしっかりと時間をかけて歩くのがおすすめ。10分間で1000歩のペースなら、40分間歩けば4000歩クリア。あとは生活の中でコツコツ歩けば4000歩のプラスは楽勝でしょう！

Type 02

少しずつ時間を確保できる

休憩時間ウォーキング

少しずつなら時間を確保できるという人は、休憩時間にウォーキングを。ランチタイムの休憩時間は近くの公園まで散歩する、15時の休憩は会社の周りを1周するなど、少しの工夫で歩数をかせぎましょう。

Type 03

忙しくて時間がない

コツコツウォーキング

歩く時間をあまり確保できない人は、コツコツ歩く努力が必要。通勤時はエスカレーターを使わずに階段を使う、電車を待つ間はホームの端まで歩く、2階上のトイレまで階段で行くなど、ウォーキングのチャンスは無限！

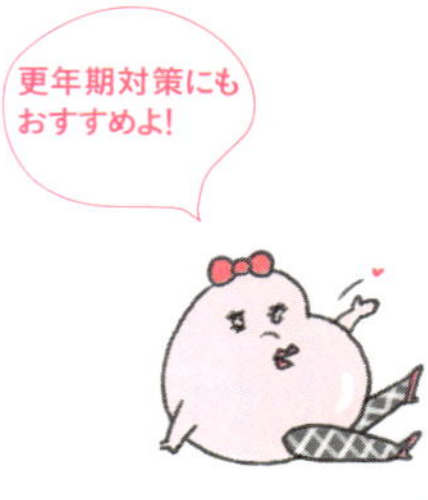

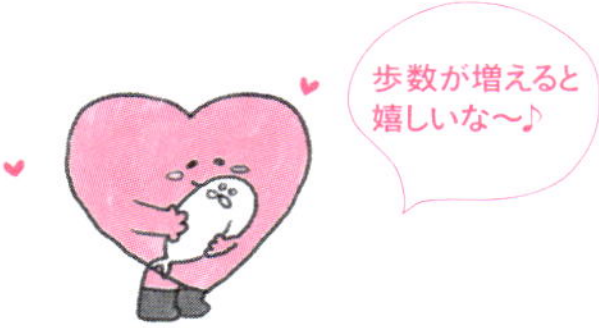

Type
04

平日は
余裕ゼロ

週末まとめ
ウォーキング

平日は仕事以外のことは考えられないという人は、週末集中ウォーキングを。思い切ってハイキングや山登りを趣味にするのもあり！　また、歩いて遠くのスーパーまで買い出しに行くなど、実用＋ウォーキングもおすすめです。

Type
05

やる気が
出ない人は

ゲーム
ウォーキング

ゲーム＋ウォーキングをセットで楽しんではいかが？　万歩計の中には伊能忠敬気分で歩数を集めて日本地図を作るゲーム機能や、使えるポイントを稼げる機能付きのスマートフォンアプリもあるので、ぜひチェックを！

Q 足腰が悪いので、
8000 歩も
歩けません…

A 負担が少ない水中
ウオーキングを試
してみては？

足や腰に痛みがある場合は、プールで水中ウォーキングするのがおすすめです。水中では足腰への負担が軽くなりますが、運動効果は地上よりアップ。消費カロリーは地上でのウォーキングの２倍になるともいわれているので、体脂肪を効率よく燃焼させたい人にもぴったりです。

散歩前にスクワット。無酸素運動＋有酸素運動で脂肪がメラメラ！

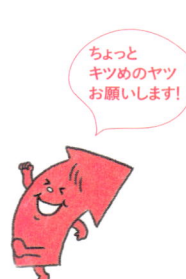

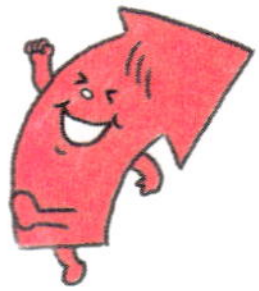

運動は、「筋肉を付ける無酸素運動」、「体脂肪を燃やす有酸素運動」というように分けられますが、体脂肪を燃やすなら、**無酸素運動→有酸素運動**の順で行うのが効果的です。

最初に少しキツめの無酸素運動を行うことで、成長ホルモンが分泌されます。成長ホルモンは脂肪を分解し、燃焼しやすい状態にしてくれます。そこで、続けて有酸素運動を行うと、分解された脂肪はエネルギーとして使われスムーズに燃焼。つまり、無酸素運動と有酸素運動を交互に行うサーキットトレーニングは、体脂肪減少の理想的な運動なのです。

運動効果は脂肪燃焼だけではありません。成長ホルモンによるアンチエイジング作用、筋肉の増強と基礎代謝アップ、血流促進、毛細血管増強、自律神経や体内時計の調整など、いいことずくめなのです。

脂肪が燃える運動の順番

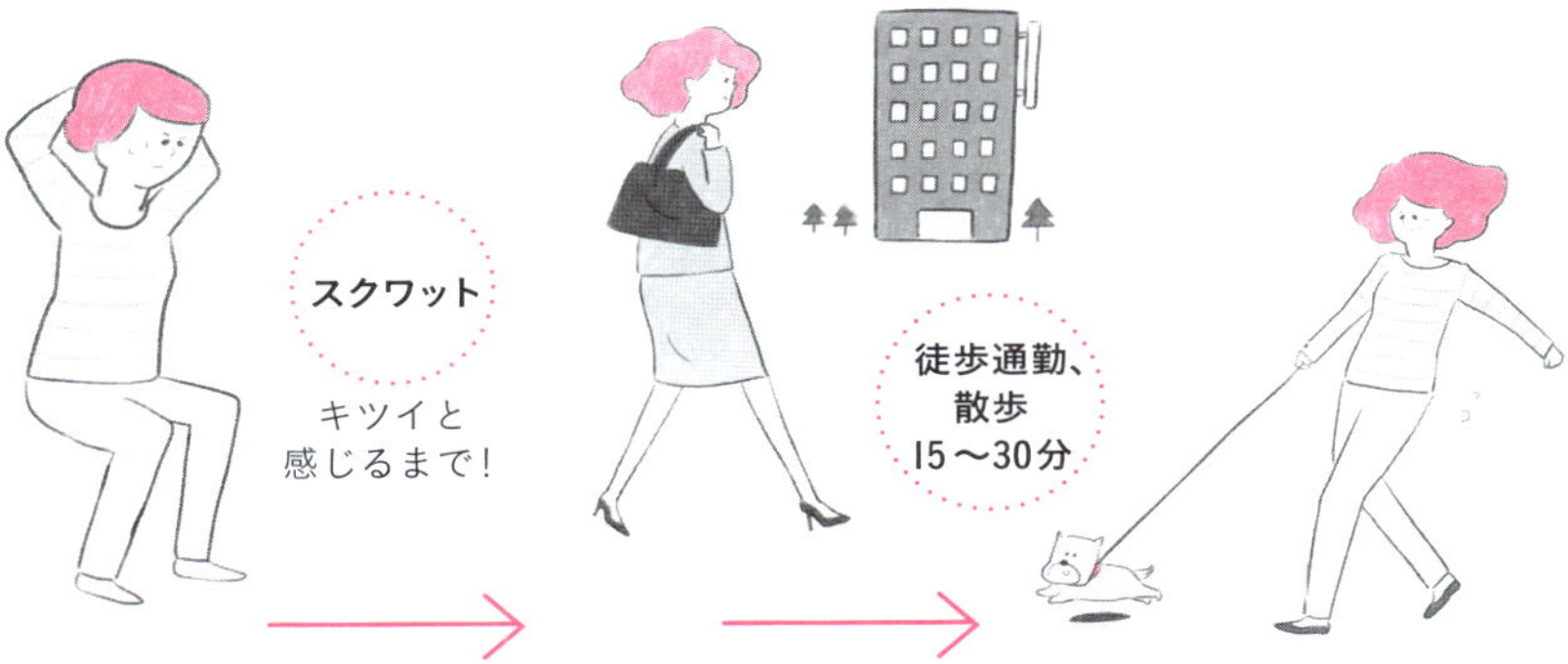
スクワット
キツイと
感じるまで！
徒歩通勤、
散歩
15～30分

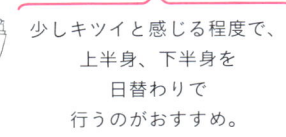

無酸素運動と有酸素運動は自由にアレンジしよう

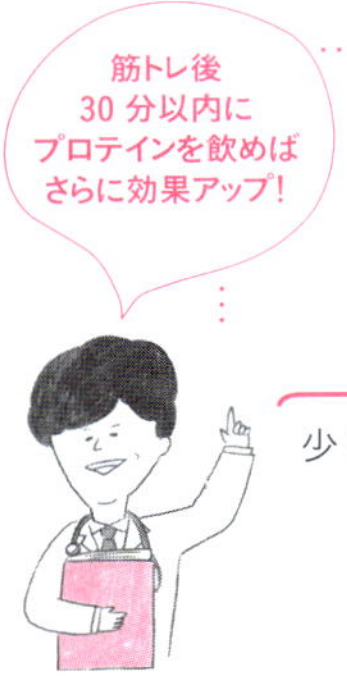
筋トレ後
30分以内に
プロテインを飲めば
さらに効果アップ！

無酸素運動	有酸素運動
スクワット（下半身）	ウォーキング
腹筋（上半身）	ジョギング
もも上げ（下半身）	ヨガ
腕立て伏せ（上半身）	水泳
少しキツイと感じる程度で、上半身、下半身を日替わりで行うのがおすすめ。	少し息が上がるくらいの強度で30～40分ほど行う。ハードすぎないよう注意！

脂肪燃焼効果が5～6時間持続！

体幹ストレッチで毛細血管をゆるめて代謝アップ&ウエストくびれ!

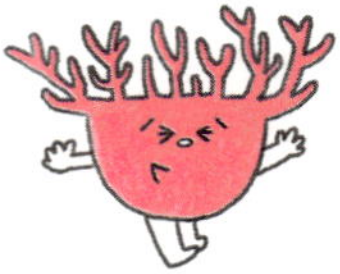

脊椎周辺の筋肉や、お腹、下半身の筋肉は、日常生活では意外と動かせていません。体のコアにある筋肉、下半身の大きな筋肉を動かすことで、消化器系の毛細血管の血流が増え、胃腸や肝臓の働きがよくなります。

運動のポイントは、真っ直ぐに伸ばすだけでなく、左右にひねりを入れることです。たとえば、腹周りのひねり運動は、腹筋運動だけでは鍛えることができないいない腹斜筋や腹横筋も鍛えられ、普段動かすことが少ない筋肉に血流が行き渡るので、毛細血管の強化にもつながります。

おすすめは上半身、腹周り、下半身の日替わり運動。いずれも、腹式呼吸と合わせて行うと、毛細血管への血流がより促進され、さらに続けることで代謝アップ、ウエストのくびれにも効果的です!

部位別日替わりストレッチのすすめ

毎日全身のストレッチを行うのがしんどいなら、部位を変えて行う日替わりストレッチを。たとえば、月曜日に上半身、火曜日は腹腰周り、水曜日は下半身、といった具合に部位を変えて行えば、全身の毛細血管を緩めて強化することができます。

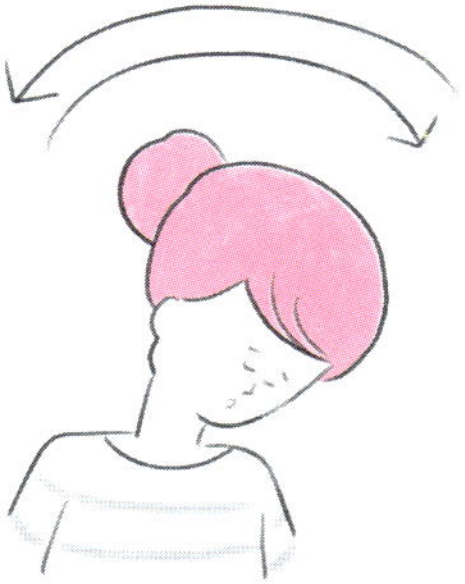

上半身

息を吐きながらゆっくりと首を前に倒し、続いて後ろに倒す。首をゆっくり大きく左に一周、続いて右に一周回す。

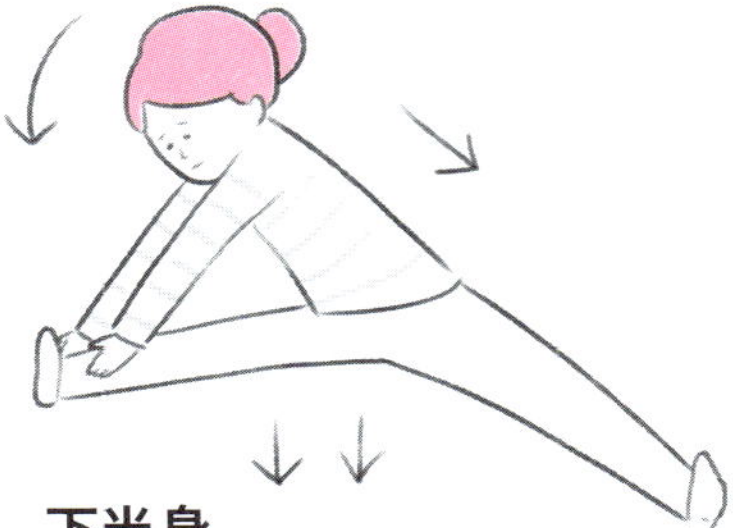

下半身

床に座り、両脚を投げ出して広げ、左右の脚に向けて交互にゆっくりと前屈。息を吐きながら真っ直ぐにゆっくりと前屈する。

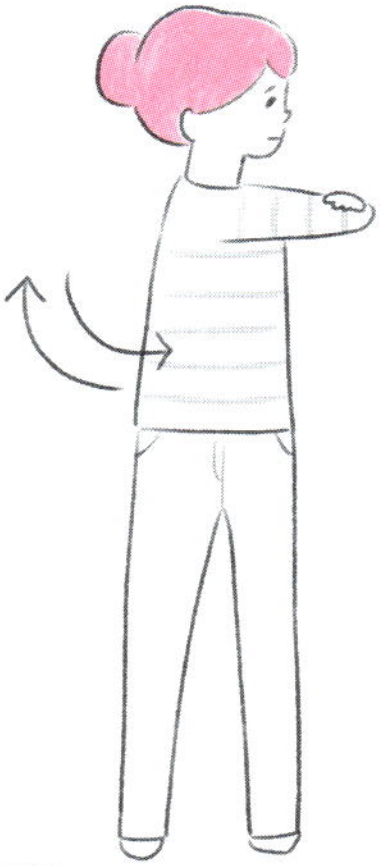

腹周り

真っ直ぐに立ち、両手を軽く胸の前で組み、両ヒジを地面と平行に上げる。息を吐きながら胴体を正面に向けた状態で、腕をゆっくりと左にひねって止めてキープ、息を吸いながらゆっくりと正面に戻す。同様に右ひねりも行う。

若返る運動⑤

「バランスよく立つ」これだけで、インナーマッスルが鍛えられて、自然とやせる！

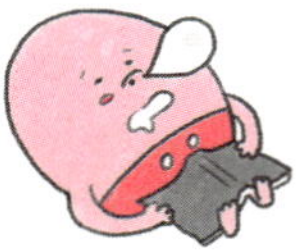

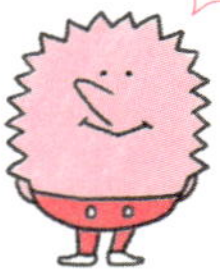

「バレトン」は、僕も開発に関わった運動法で、アメリカで大流行中です。美しいプロポーションが必要な「バレエ」と、筋トレの要素が強い「エクササイズ」、呼吸をコントロールして自律神経を整えながら体幹を鍛える「ヨガ」の要素をいいとこどりし、体をキレイに、健康的に鍛えられるのが特徴です。

バレトンレッスンで基本となるのが、バランスよく立つこと。まずは足裏の親指の下、小指の下、かかとの3点に均等に重心を置いて立つ「ソール・シンセシス」を実践。これを行うことで、背骨を支えているインナーマッスルが鍛えられ、腹周りの脂肪が減っていきます。また、バランスよく立つことで、骨盤の歪みが解消されると、その周りの筋肉も鍛えられ、基礎代謝がアップ。太りにくい体へと変わってくるのです！

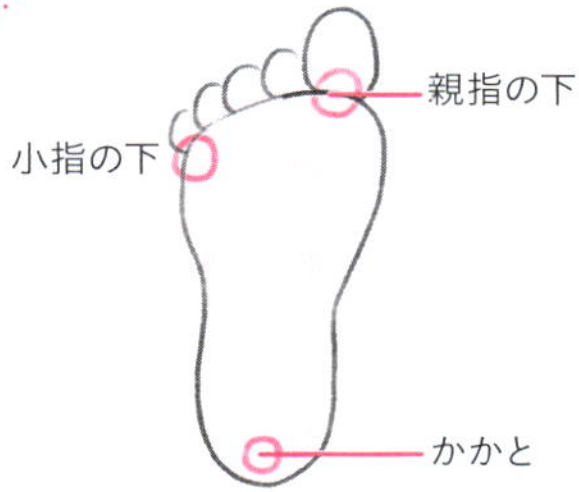

「バレトン」のベース
ソール・シンセシスとは？

ソール・シンセシスとは、「足からの統合」という意味。足裏の親指の下、小指の下、かかとの３点へ均等に重心を置くことで、体のバランスを整えるのがコンセプト。

足裏３点へ均等に重心を置くレッスン

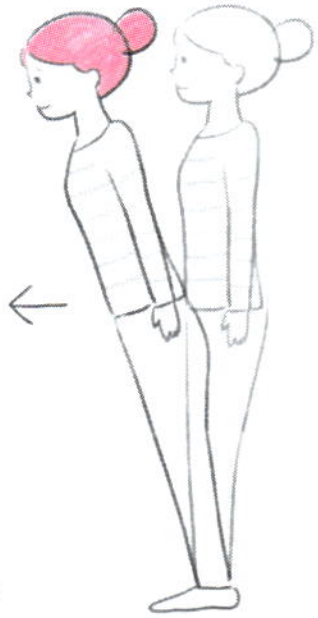

1.
体を前に倒す

両脚を肩幅に合わせて開く。足裏全体が床から離れないように、体を前に倒す。親指のつけ根と小指のつけ根に体重をのせ、頭から足裏までを一直線に保つ。のがポイント。

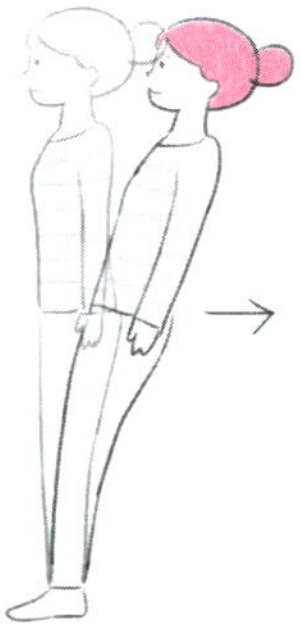

2.
体を後ろに倒す

足裏全体が床から離れないように、かかとに体重をのせ体を後ろに倒す。頭から足裏までを一直線に保ち、上半身だけが後ろにいかないように注意する。

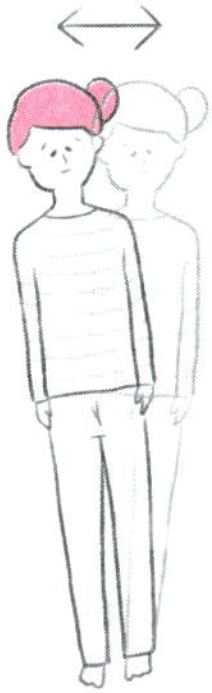

3.
体を左右に倒す

足裏全体が床から離れないように、体を左右に、できるところまで倒す。１、２と同様に、頭から足裏までを一直線に保つことが大切。

若返る運動⑥

お風呂上がりのストレッチで、全身の毛細血管がメキメキ若返る！

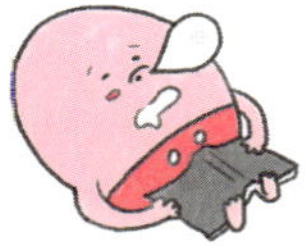

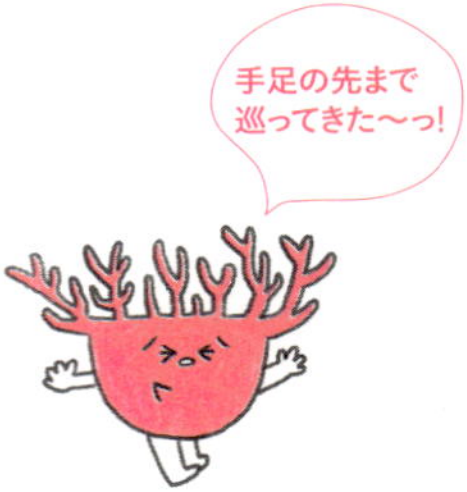

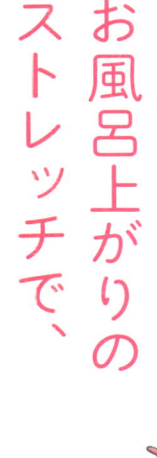

血行がよく、関節が柔らかくなっているお風呂上がりは、絶好のストレッチタイム。あまり動かせていない関節や筋肉は、少しずつ固くなり、可動域が小さくなって血流が行き渡らなくなり、さらに固くなる……という悪循環に陥ります。

お風呂から上がったら、まずは、腹式呼吸をしながらゆっくりと背骨を伸ばしましょう。このストレッチで脊椎が刺激され、副交感神経が優位になり、毛細血管が増えやすくなります。続けて全身のストレッチを行えば、体中がゆったり伸び伸びできます。

ここで紹介しているのは、主に腹周り〜下半身のストレッチですが、背骨もしっかり伸びるので、上半身にも効果があります。ストレッチを行うことで姿勢がよくなると、こりや痛み、冷え性なども改善されます。

お風呂上がりのおすすめストレッチ

ストレッチのコツは、ゆっくりと深く呼吸しながら行うこと。筋肉が伸びて気持ちがいいところで止めて10秒キープ。無理のない範囲で、これを5〜10回ほど行いましょう。

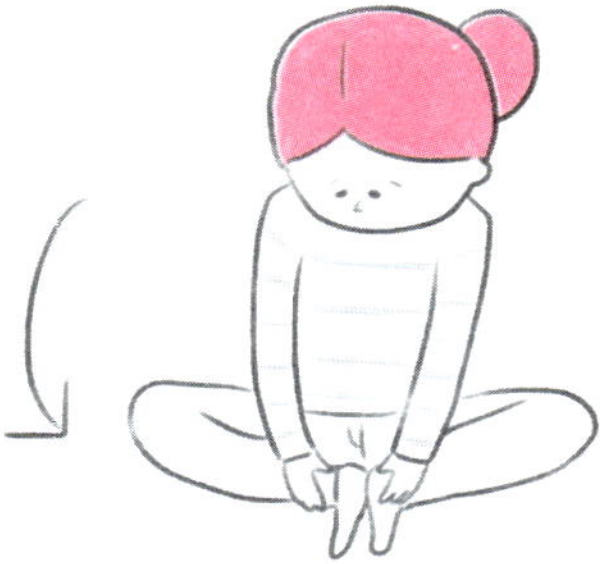

股関節ストレッチ

床に座って足裏をくっつけてあぐらをかき、息を吐きながら上半身を前に倒し、腹、胸、顔の順で布団に近づけていく。

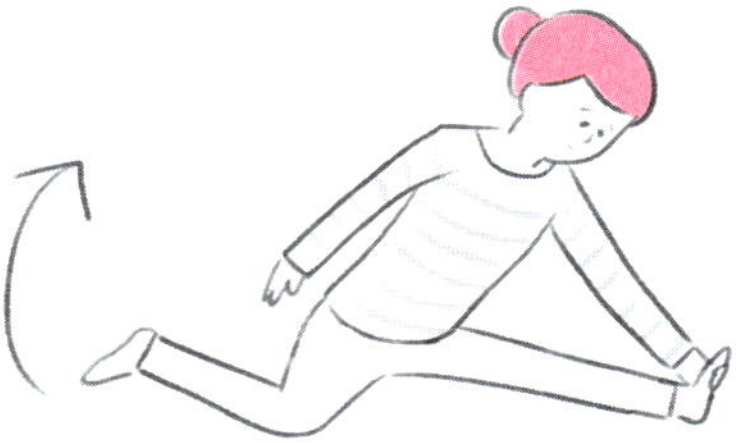

太ももストレッチ

脚を投げ出して座り、右脚だけをゆっくりと曲げて右太ももを伸ばす。ゆっくりと元の姿勢に戻してから、左脚も同様に行う。

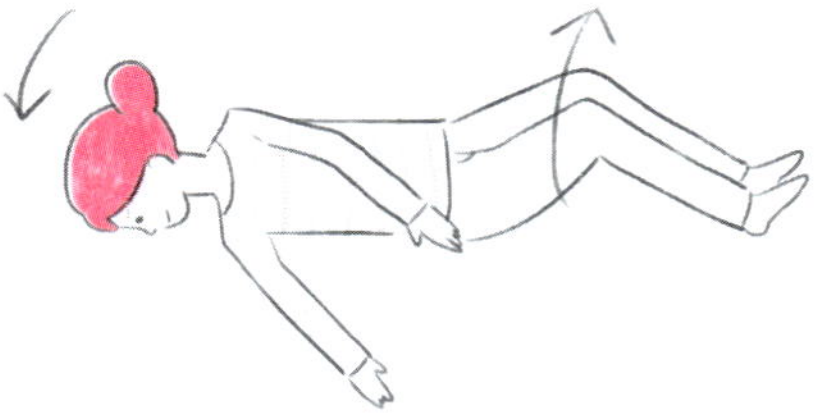

ひねりストレッチ

仰向けに寝て、ゆっくりと顔を右に倒し、ヒザを左にひねる。ゆっくりと元の姿勢に戻し、逆方向も同様に行う。

若返る運動⑦

顔の筋肉も鍛錬可能。毛細血管も鍛えてリフトアップ！肌つやアップ！

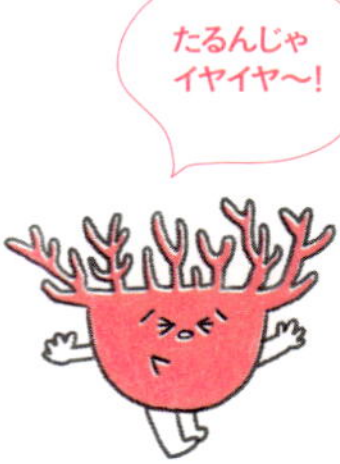

顔も体の一部。筋肉も毛細血管も張り巡らされているので、いくつになっても鍛えることは十分可能です。

まず、知っておくべきは、加齢によってたるみやシワができる原因です。多くの人が、皮膚が老化して伸びてしまうと思っているかもしれませんが、本当の原因は、顔の皮膚全体を支えている表情筋の衰えです。

表情筋が小さく、弱くなると、重力に従って下に垂れます。当然皮膚も一緒に垂れ、これがたるみやシワとなるのです。また、表情筋の衰えによって毛細血管が減ってしまうと、顔色が悪くなったり、肌細胞の老化につながります。180ページで紹介する運動を行うほか、顔の筋肉をしっかり使って表情を豊かにするのも有効です。

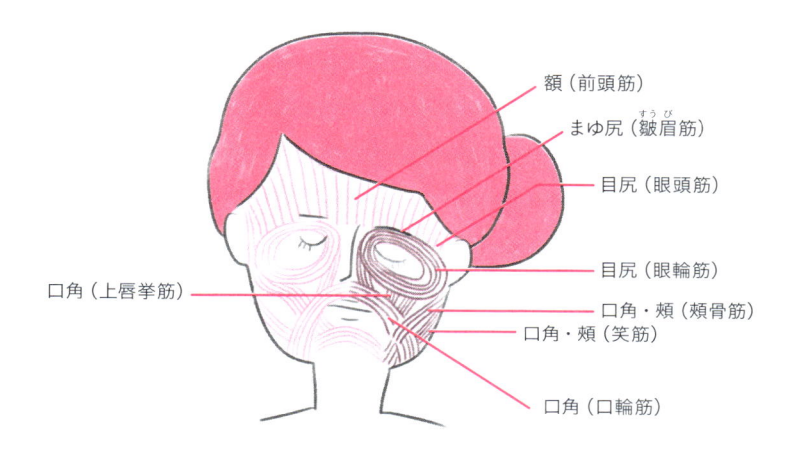

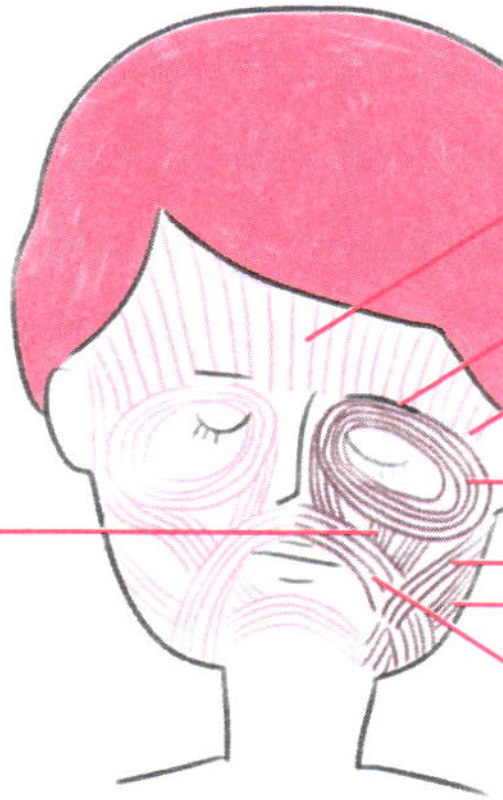

顔にもこんなに筋肉が！

顔には表情を作るたくさんの筋肉があります。これらは、脚やお腹、腕の筋肉と同様に、運動不足や加齢によって筋力が低下すると、イラストの顔右半分のようにたるんでしまいます。

Q 顔の筋肉は、動かしすぎるとシワにならない？

A 表面だけを動かすのはNG。筋肉をしっかり動かせば大丈夫です！

顔の表面の皮膚ばかりを動かすような顔トレは、シワの原因になりますが、顔の奥の筋肉がしっかりと動かせば、シワの心配はありません。手で無理矢理皮膚を引っ張ったり伸ばすようなマッサージもシワを増やしてしまうので注意しましょう。

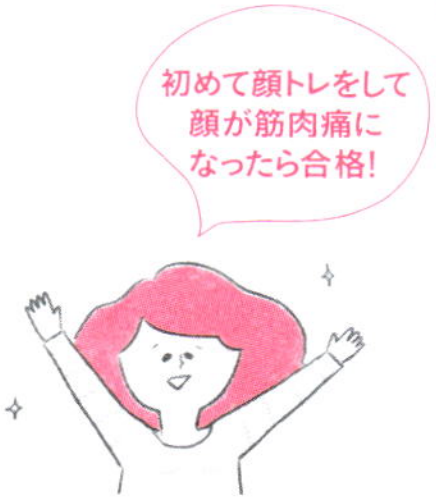

シワやたるみを防ぐ！

「顔トレ」レッスン

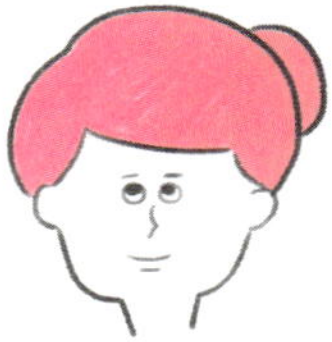

1. 目尻アップ

目を大きく見開き、10秒ほどキープする。

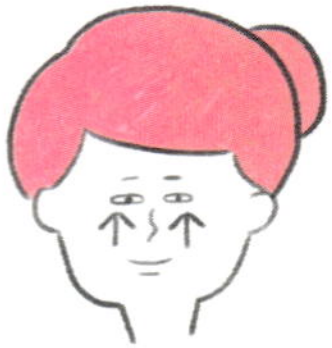

2. 目尻アップ

下のまぶたを上げ、目を細めて10秒ほどキープする。

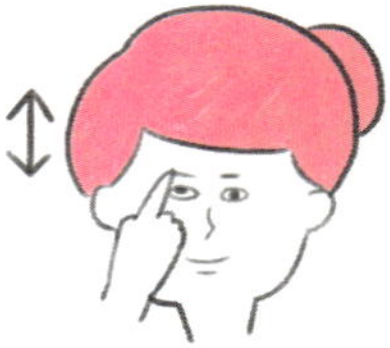

3. 眉尻〜目尻アップ

指で眉毛を上下させる運動を、片眉につき10回行う。

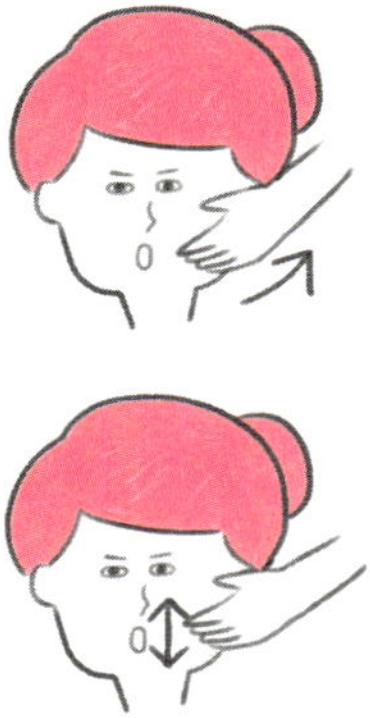

4. 口角〜頬アップ

口をO（オー）の字に開いて10秒維持し、そのままほうれい線を耳に向かって軽く手でなで上げ、続けて口周りの筋肉を動かして口角を上下。これを5回行う。

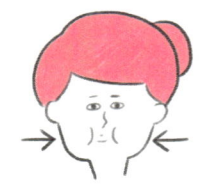

5. 頬アップ

頬の筋肉を思い切りすぼめて10秒キープする。

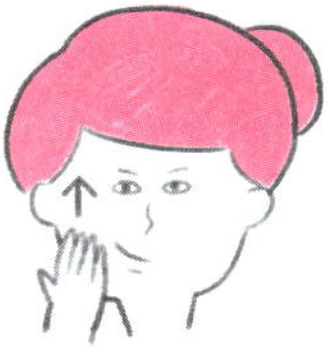

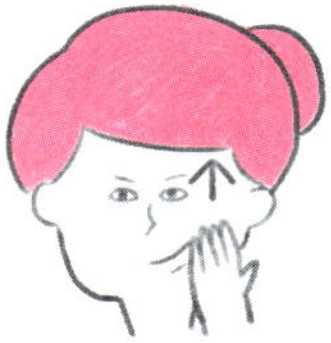

6. 口角アップ

右の口角を手でフォローしながら上げて5秒キープ。右の口角を緩め、左の口角を手でフォローしながら上げて5秒キープする。

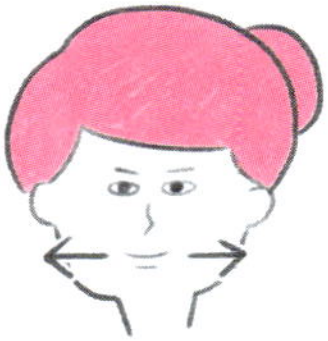

7. 口角アップ

口を閉じて口を左、右と素早く動かすのを往復10回行う。

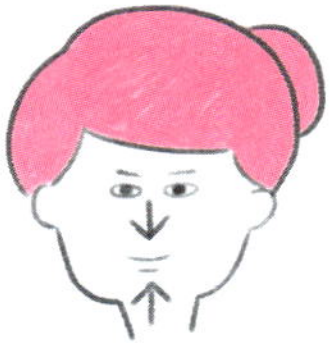

8. 口角アップ

上下の唇だけを強く閉じて10秒キープする。

目の下のクマも、顔トレで解消！

目の下のクマの多くは、血行不良が原因。顔トレで、血流を促すことで改善できます。

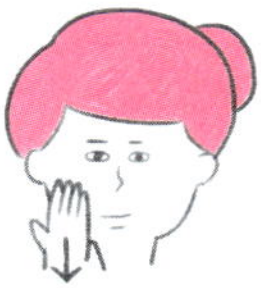

1.頬全体に指を添え、下まぶたを下に軽く引っ張る。

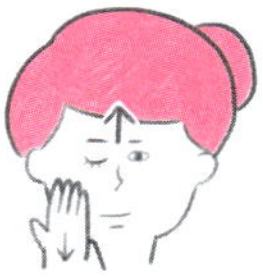

2.そのままゆっくりと指の力に逆らうように目を閉じて10秒キープし、ゆっくりと目を開く。

若返る運動⑧

ドライマウスの原因は自律神経の乱れ。体も舌も動かして血流を促そう！

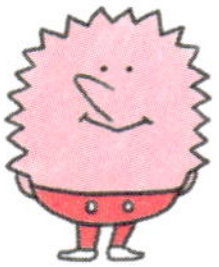

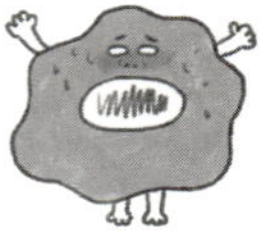

朝起きると、口やのどが乾いていたり、ネバネバしていたり、水分が少ない食べ物を飲み込みづらいなどの症状がある人は、ドライマウスの疑いありです。たかがドライマウス、なんて軽く思っていたら大間違いです。ドライマウスは、更年期障害、糖尿病、腎臓の疾患、ストレスによる自律神経の乱れ、口の周りの筋力の低下、薬の副作用などが複合的に起こって発症します。原因にもよりますが、放っておくと口臭が出始め、歯周病を引き起こしたり、それが原因で肥満や糖尿病、動脈硬化が発症することも。

ドライマウスは「舌も体も運動せよ」のサインです。運動によって自律神経が整い、口の血流もよくなります。舌の運動は、唾液の分泌促進、自浄作用による口臭、歯周病の予防にも有効です。

ドライマウス度チェック

- □ のどが渇きやすい
- □ 口の中がネバネバする
- □ 乾いたものを食べにくい
- □ 味覚がおかしい気がする
- □ 口臭が気になる
- □ 口角が荒れやすい
- □ 舌がヒリヒリする
- □ 舌の表面が荒れて赤い
- □ 虫歯ができやすい
- □ 胸焼けしやすい

当てはまる項目が多いほど、ドライマウス度高め！
ストレスにより自律神経が乱れている可能性が高いので要注意

小顔効果もあり!? 〝舌体操〟のすすめ

舌の筋肉は顔の筋肉とつながっているので、鍛えることで唾液の分泌が促されるほか、小顔効果も期待。口の乾きが気になる人は、ぜひお試しを！

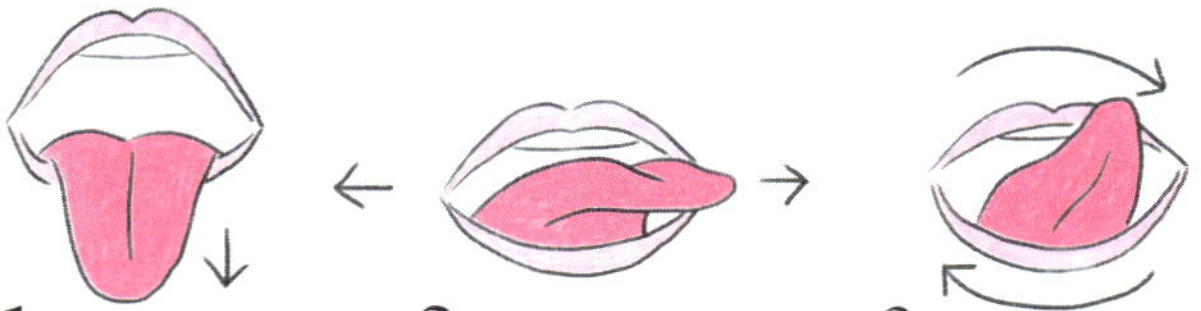

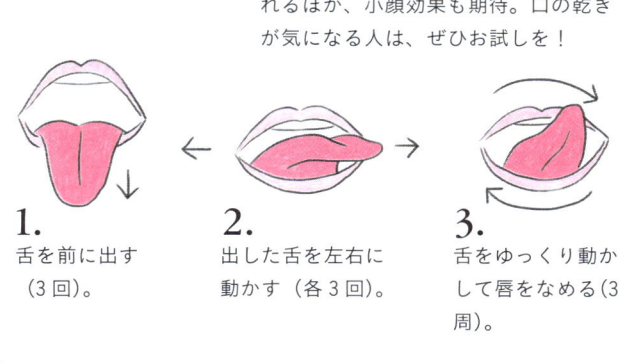

1. 舌を前に出す（3回）。

2. 出した舌を左右に動かす（各3回）。

3. 舌をゆっくり動かして唇をなめる(3周)。

ハーバード大学
Dr. 根来レポ⑤

加齢臭は女性も出ます…。抗酸化食材＆発汗で退治を！

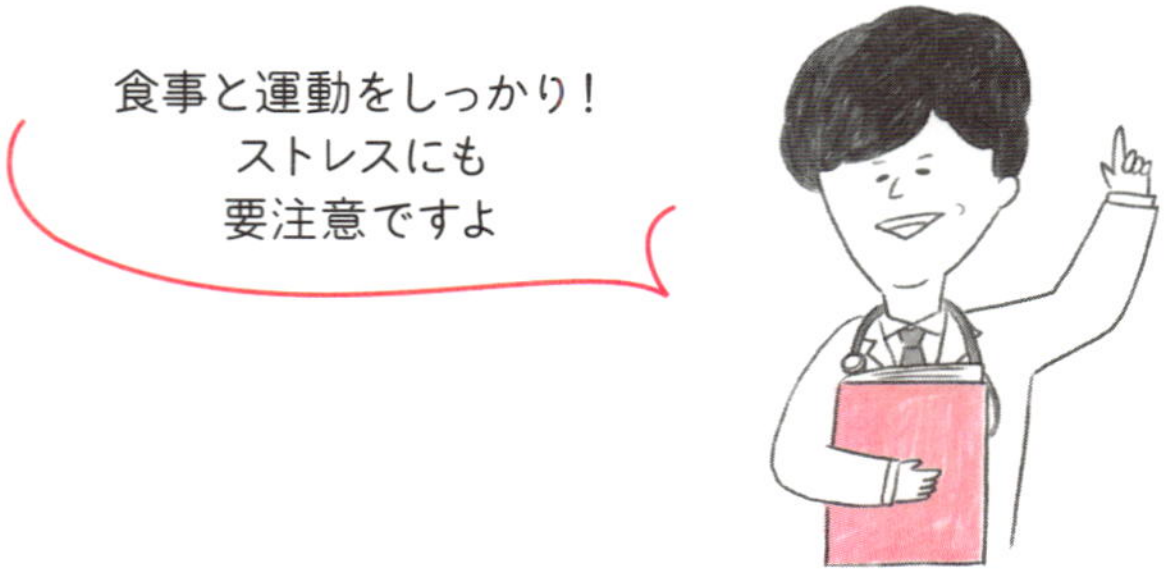
食事と運動をしっかり！
ストレスにも
要注意ですよ

「お父さんの枕は臭い」というのはどこの家庭でもお決まりの話でしょう。あの独特の脂っぽい臭い。昔はこんな臭いしなかったのに……。こんなオヤジ臭が気になり始めるのは働き盛りの40～50代、と思いきや、今や30代から臭いが出始める人が増えています。そしてその臭いは、男性だけでなく女性も発しているのです！

「加齢臭」のもととなるのは、脂肪を構成する脂肪酸の一種「パルミトレイン酸」。これが汗や皮脂と一緒に肌から分泌され、皮膚の常在菌や過酸化脂質という酸化した皮脂と合わさり、酸化、分解されることで、「ノネナール」という臭い物質が発生します。これが加齢臭の正体です。

一方、30～40代にかけて強まる臭いは、通称「ミドル脂臭」。汗や皮脂とともに分泌される乳酸が、皮膚の常在菌であるブドウ球菌によって代謝され、それが皮脂の臭いと合わさって強い臭いとなるのです。

加齢とともに訪れるこの2つの臭いのもととなっているのは、いずれも皮脂や汗、皮膚の常在菌ですが、問題は分泌されている皮脂や汗の「質」です。私たちの体は弱アルカリ性で快適に機能しますが、食べすぎ、肉食への偏り、疲れやストレスが溜まると酸性に傾きます。当然、そんな状態でかく汗は酸性寄りとなり、酸性の疲労物質である乳酸も多く分泌され、臭いもきつくなります。食べすぎやストレスなどで内臓への負担が高まると、皮脂の量が増え、これが臭いのもととなる過酸化脂質に変身。量が増えたぶん、臭いも強まるというわけです。

もちろん、体から臭いが出るのは自然なことです。しかし、昔に比べて体臭が気になるようになったのは、食生活やストレスのせいで汗の質が変わったこと、そして汗を分泌させる「汗腺」の機能低下にも原因があるでしょう。本来、汗腺は汗を濾過して皮膚から分泌させますが、脂質や乳酸、ミネラルなど、余分な成分が多い汗ばかりでは、濾過が追いつきません。さらに、一年中空調が整った部屋で過ごし、運動もあまりせず、汗をかかない生活をしていると、汗腺の濾過機能自体が低下してしまい、臭いの元となる成分が外に出やすくなるわけです。

臭いの原因はすべて自分の体にあるのです。取り組むべきは、香水でごまかすことではありません。酸化した古い油や動物性の脂質の摂取を控えめにし、汗腺から出る皮脂の量を減らすこと、体を動かして汗をかき、汗腺の濾過機能を正常に保つこと。そして、できるだけストレスや疲れを溜めないことが大切です。

こんな臭いもあります…

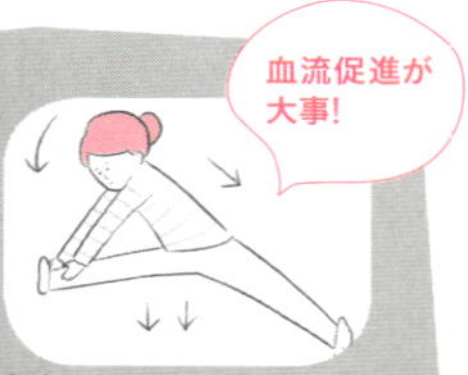

ダイエットや疲れで出ちゃう！

「ストレス臭」

過度のダイエットやストレス、疲労はフリーラジカルを大量に発生させ、皮脂を酸化させて悪臭がプ〜ン。最も有効な対処法は、抗酸化成分を摂ること、そして運動による自律神経のケアと血流促進。これで、臭いだけでなく、老化にも対抗できます！

Wの臭いにご用心！

ミドル脂臭

**疲れやストレスで出る乳酸と
皮膚菌が作り出すパンチが効いた悪臭！**

疲労、ストレスによって発生する乳酸を含んだ汗と、皮膚の常在菌が混ざって発生するジアセルという成分が臭いの元凶。さらに、ジアセルと皮脂臭が混ざってしまうと大変！強烈な悪臭が…。ストレスにまみれて働く世代は、男女を問わず要注意！

加齢臭

**フリーラジカルによる
皮脂の酸化で、枯れた臭いがプ～ン！**

パルミトレイン酸という脂肪酸が、フリーラジカルと反応することで発生するノネナールという成分が加齢臭のもと。脂っこいものをよく食べている人、ストレスや過労によるフリーラジカルの発生が多い人は、男女を問わず加齢臭リスク高し！

臭いを根こそぎ退治するには…

動物性脂肪や古い油の摂取を控える！

汗をかき、汗腺の濾過機能を高める！

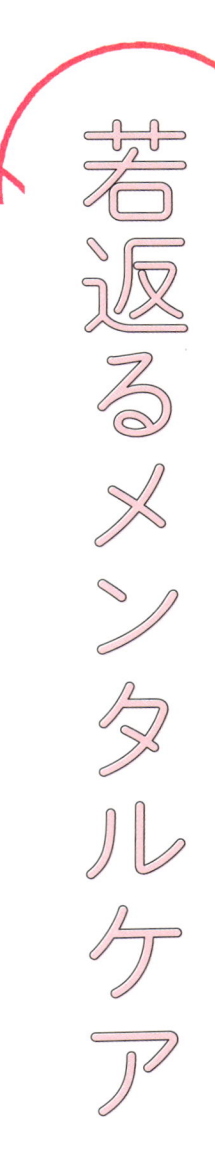

若返るメンタルケア

〝若々しいメンタル〟は若々しい体に宿る！

「メンタル」という言葉は、心、精神、知性、気持ちなど、色々な意味で使われ、どこかつかみ所がない印象もあるでしょう。しかし、近年では「メンタルヘルス」という言葉も浸透し、病院では「メンタルヘルス外来」など専門の窓口も増え、メンタルの健康を意識する人は間違いなく増えています。こうした治療の対象となるメンタルとは、自律神経や脳の伝達機能、ホルモンなどに関わる分野です。そう言われると、メンタルって難しい……と思われるかもしれませんが、体の仕組みに合わせたケアをすることで、シンプルに解決できることはたくさんあるのです。

たとえば大事なプレゼンを前に緊張しすぎてガタガタ震えてしまうようなとき、集中しようと頭で考えても効果はありませんが、腹式呼吸で自律神経を整えれば、自然とリラックスできます。また、疲れ果ててやる気が出ないとき、無理矢理立ち上がらせてお尻を叩いても無駄ですが、目を閉じて呼吸に意識を向けるマインドフルネスを実践すれば、過去や未来にとらわれていた脳の疲れが消え去り、心も体もスッキリ軽やかになります。

目には見えないメンタルですが、体とリンクしていることを意識してみてください。若々しいメンタルは、若々しい体に宿る。加齢とともにメンタルまで老け込まないよう、日々のメンタルケアをしっかりと行いましょう。

若返るメンタルケア①

横隔膜は自律神経センサー。呼吸法で副交感神経を優位にすればリラックス〜！

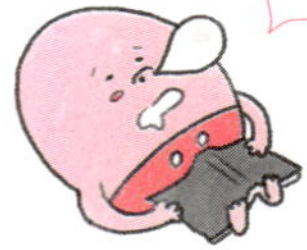

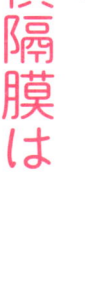

イヤなことがあったとき、いても立ってもいられなくなったり、眠れなくなったり……。交感神経が高ぶり、体はまさに興奮状態。負の感情も膨らむばかりで体には大きなストレスがかかっています。

このような状況に陥ったとき、ぜひ実践してほしいのが、横隔膜を動かす「腹式呼吸」です。横隔膜は自律神経が集まった「自律神経センサー」のような場所。腹式呼吸によって刺激を与えることで、高ぶった交感神経を鎮めることができるのです。

僕もハーバード大学で心拍変動の理論から自律神経を測定するデバイスを開発し、それをもとにさまざまな呼吸法を研究し、効果を確認してきました。気持ちが不安定になったときだけでなく、出勤前後など一区切りのタイミングで行うのも効果的です。

緊張が消える！

腹式呼吸の基本

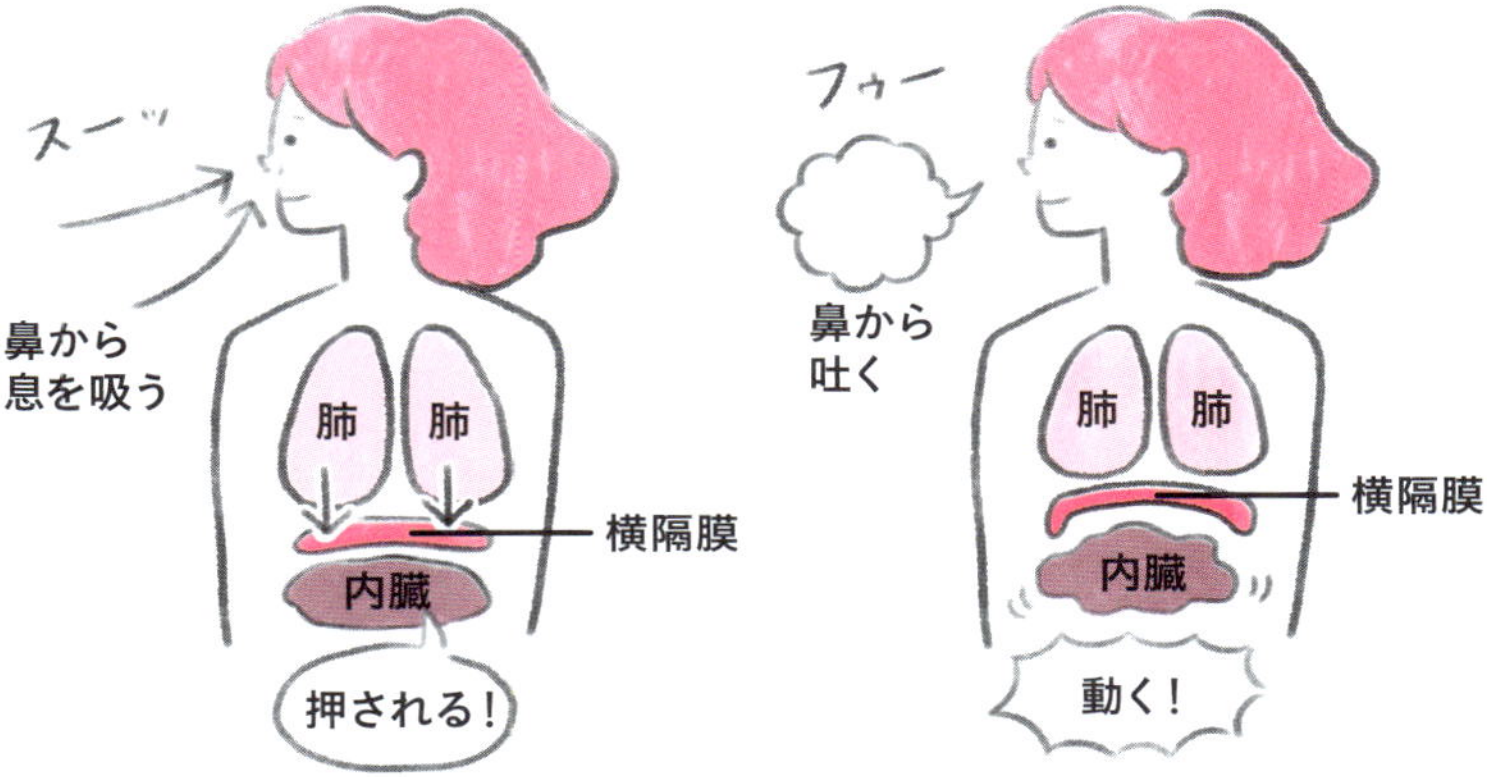

1.お腹を膨らませながら息を吸う。横隔膜が縮んで下がり、肺が広がる。

2.お腹を凹ませながら息を吐く。横隔膜がゆるんで上がり、肺から空気が押し出される。

腹式呼吸ができているかをチェック！

ヒザを立てて仰向けになり、お腹に手をのせてお腹の動きを確認しながら腹式呼吸を行ってみましょう。息を吸ってお腹が膨らむ、息を吐いてお腹が凹むのがわかるはずです。

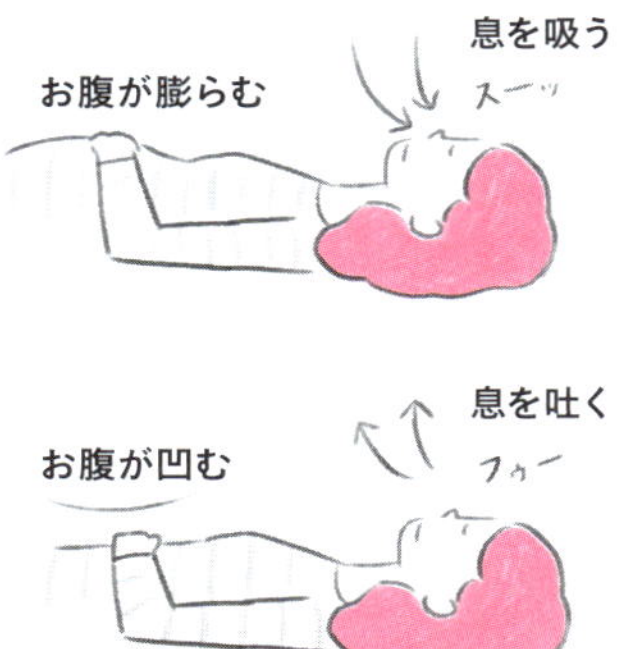

ストレスレベル別

根来式呼吸法

ストレスレベル 1

こまめに実践できる！

軽い腹式呼吸

1. 姿勢を楽にしてイスに座る。

2. お腹と胸の動きに意識を向けて、息を吸いながらお腹を膨らませる。

3. 息を吐きながら、お腹を凹ませる。この時、胸が上がることを意識する。

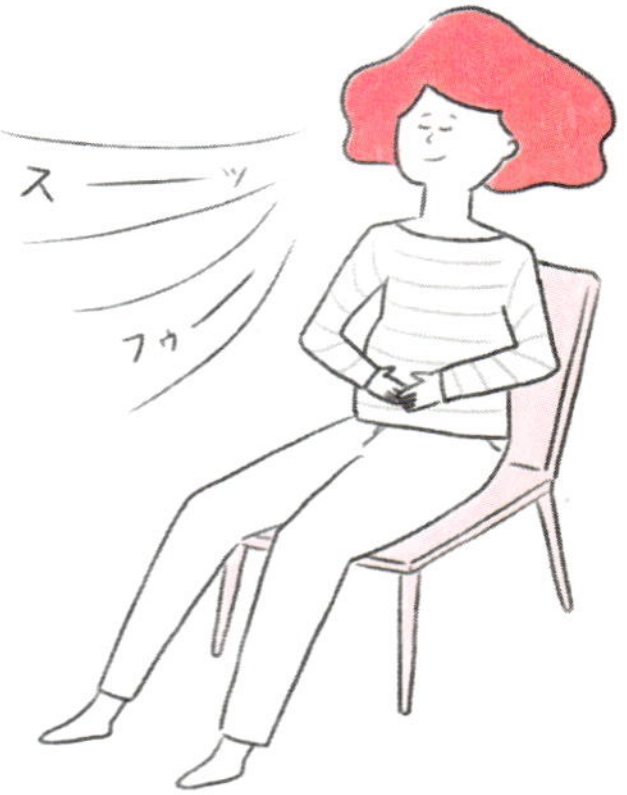

ストレスレベル 2

呼吸の心地よさを実感！

深い腹式呼吸

1. 鼻から息を吸いながらお腹を膨らませ、ゆっくりと息を吐きながら1から10まで数える。

2. 10まで数えて、まだリラックスできていないと感じたら、もう一度1の呼吸を繰り返す。

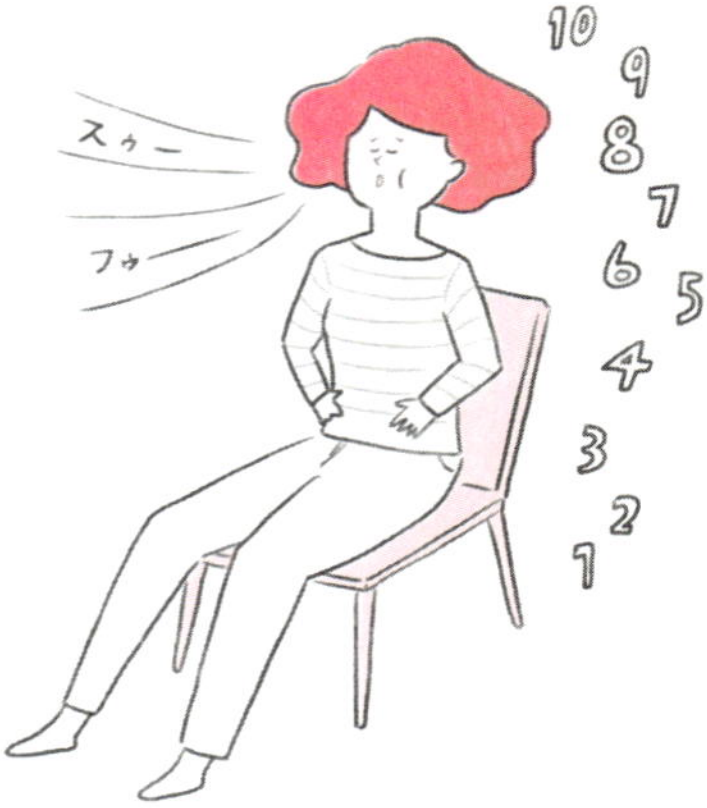

ストレスレベル3 不眠、ストレスに効く！

4・4・8呼吸法　(4回×2セット)

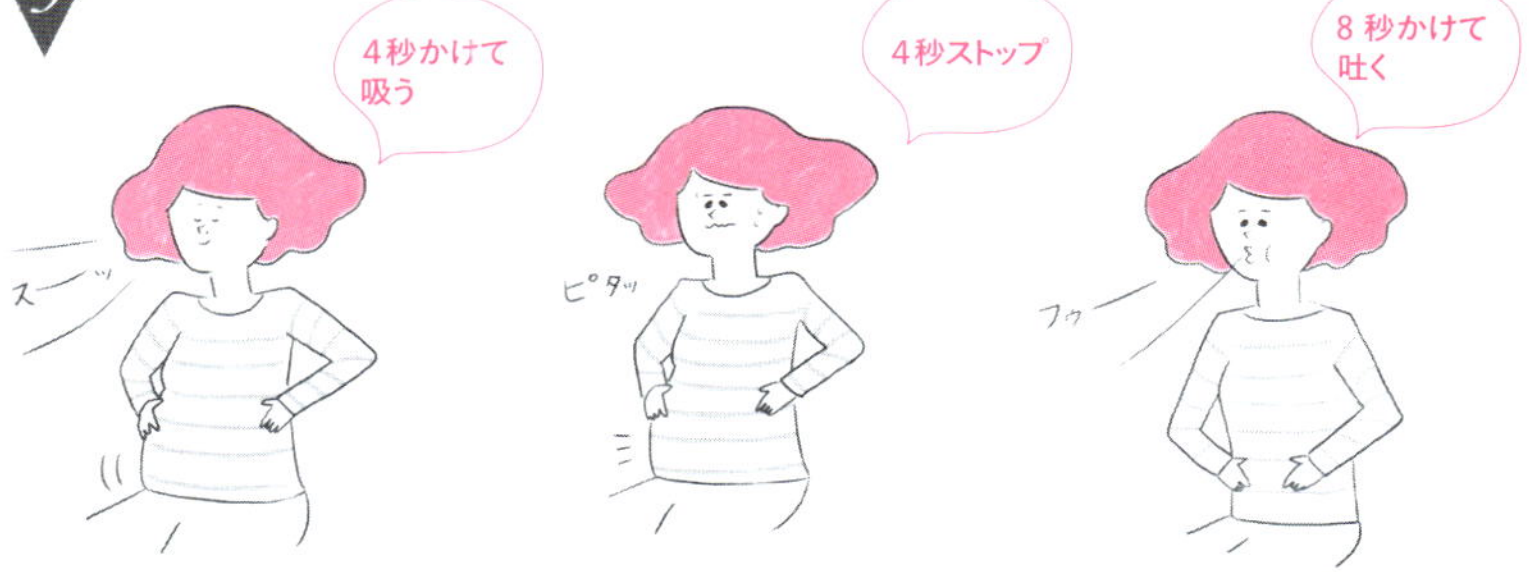

4秒かけて
吸う
スーッ
4秒ストップ
ピタッ
8秒かけて
吐く
フゥー

1.息を吐ききり、息を吸いながらお腹を膨らませる。これを2〜3回行った後、腹式呼吸でお腹を膨らませながら4秒かけて息を吸う。

2.そのまま4秒間息を止める。

3.お腹を凹ませながら、8秒かけてゆっくりと息を吐く。

ストレスレベル4 ストレスや病気に強くなる、究極の腹式呼吸！

10・20呼吸法　(20〜40回・約10〜20分)

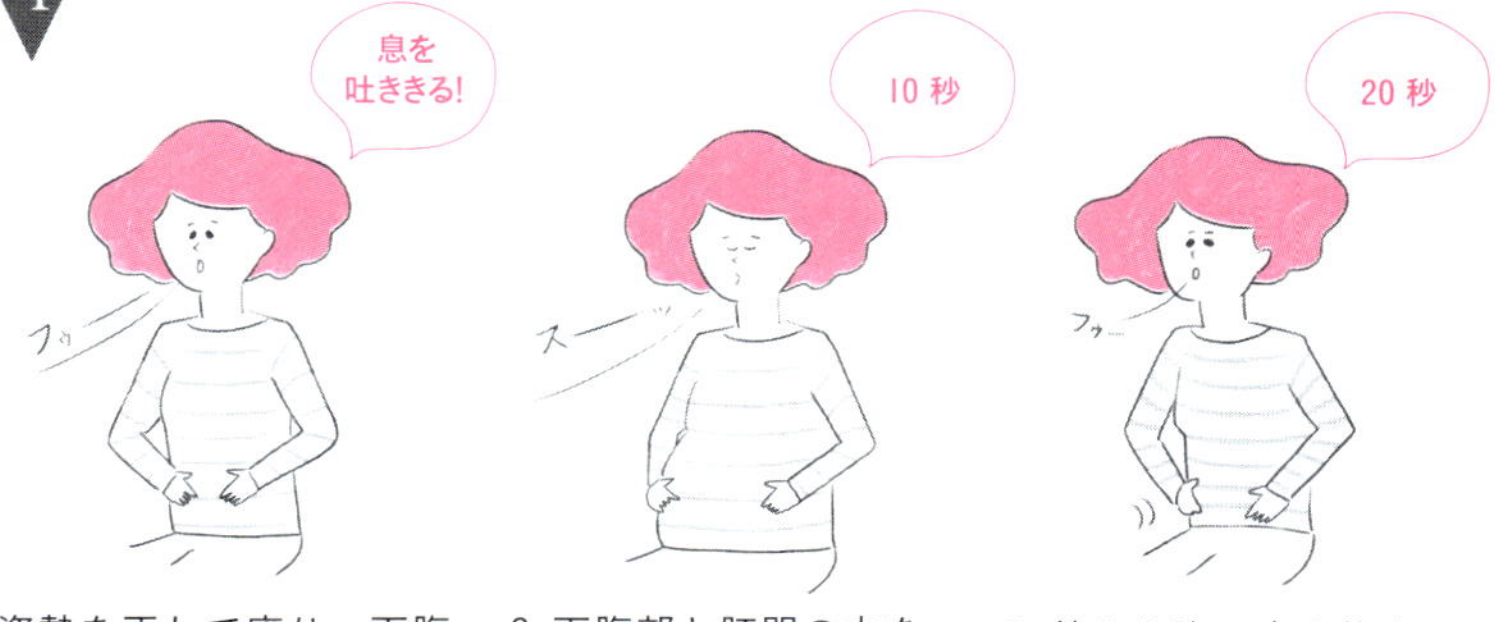

1.姿勢を正して座り、下腹部をゆっくりと絞るように凹ませながら息を吐ききる。

2.下腹部と肛門の力を抜き、10秒数えながら下腹部を膨らませて、自然と息を吸う。

3.首から胸の力を抜きながら自然に息を吐き、下腹部をゆっくりと凹ませながら肛門をゆっくりと閉じ、20秒かけて息を吐ききる。

若返るメンタルケア②

5分間の「頭空っぽタイム」で脳の疲れをリフレッシュ。記憶力、集中力が蘇る！

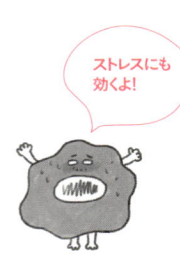

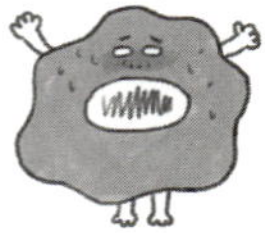

近年、世界各国で注目されているのが、瞑想の一種で、ストレス対策として効果を発揮している「マインドフルネス」です。簡単に説明すると今この瞬間の体にだけ意識を向け、ありのままを受け入れる心の持ち方です。眠る直前の体を想像してください。体の力が抜けて意識が遠くなり、自分の呼吸だけを感じているような状態になっていきます。これがマインドフルネスの感覚です。心身ともにリラックスした心地よさが想像できるでしょう。

マインドフルネスのポイントは「雑念」です。雑念はどうしても湧いてくるもの。それに執着せず、受け入れて流し、再び呼吸へと意識を戻していきます。これを繰り返すことで脳が休まり、ストレスが軽減、記憶力や集中力が蘇り、脳が若返るのです。実践方法は次の項目へ。

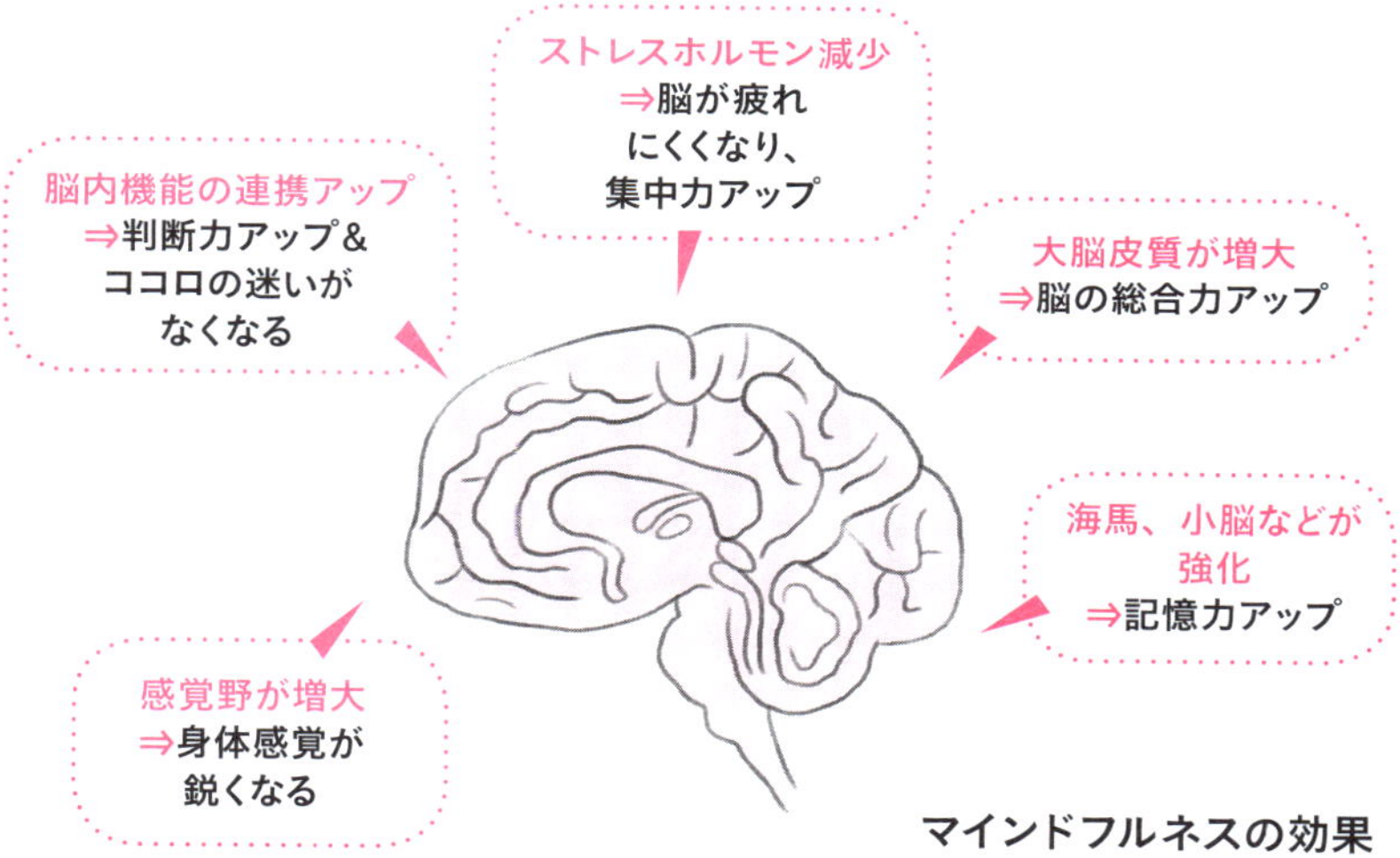
ストレスホルモン減少
⇒脳が疲れにくくなり、集中力アップ
脳内機能の連携アップ
⇒判断力アップ＆ココロの迷いがなくなる
大脳皮質が増大
⇒脳の総合力アップ
海馬、小脳などが強化
⇒記憶力アップ
感覚野が増大
⇒身体感覚が鋭くなる

マインドフルネスの効果

健康的で、気持ちが明るく前向きになるほか、精神的、器官的効果がハーバード大学の研究で確認されています！

脳の疲労度チェック

- □　トラブルや心配事を抱えている…
- □　同じことをぐるぐる考えてしまう…
- □　休みの日も仕事のことばかり考えてしまう…
- □　常にスマホをいじっている…
- □　他人のことが気になって仕方がない…
- □　先のことを考えると不安ばかり…
- □　よく眠れていない…
- □　環境や生活習慣がガラリと変わった…
- □　人間関係がしっくりきていない…
- □　ミスを連発している…
- □　物忘れがひどい…

チェックが多いほど、脳は疲れています。
⇒マインドフルネスで、脳に休息を！

脳の疲れを癒やす

マインドフルネスを実践してみましょう

マインドフルネスって、こんな感じ！

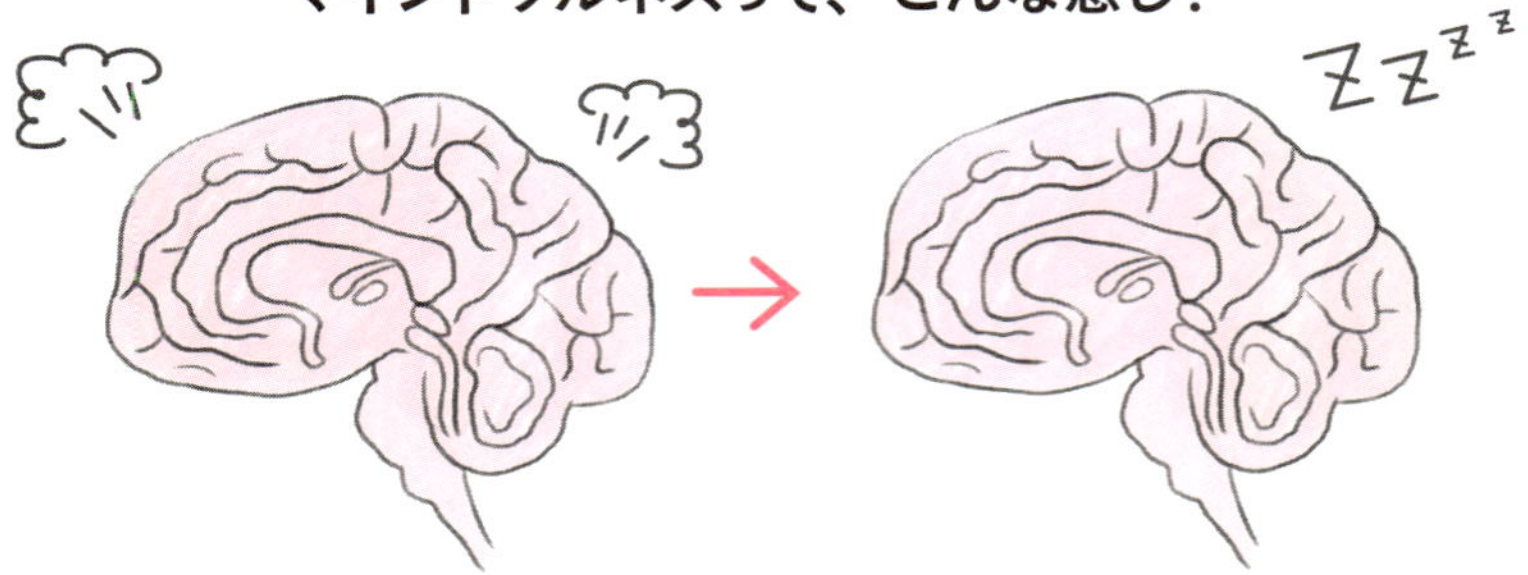

脳が活動している状態から

脳がリラックスして休息している状態に

マインドフルネスのプロセス

呼吸に意識を向ける
・自然な呼吸にゆだねる
・息の出入りを感じる

注意がそれる雑念が湧く

注意がそれたことに気づく
・うまくできているかどうかの評価はしない
・雑念を穏やかに受け入れる

それた意識を呼吸に引き戻し雑念を放す

マインドフルネスの実践方法

1. 目を閉じて、何も考えない。頭の中を空っぽに…。

2. 呼吸を1から10までカウントする。これを繰り返す。
呼吸をしている口、鼻、胸、お腹、足裏など体の動きに意識を向ける。

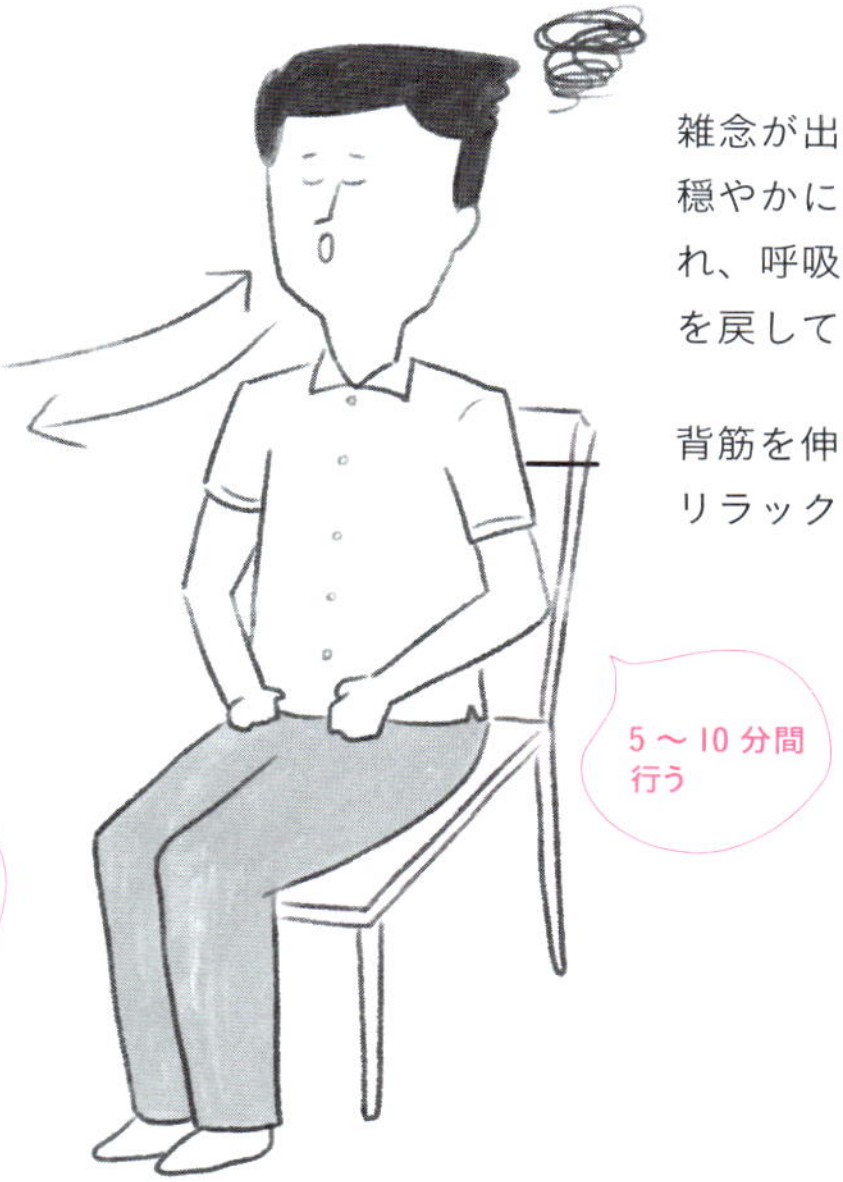
雑念が出たら、穏やかに受け入れ、呼吸に意識を戻していく。
背筋を伸ばしてリラックスする。

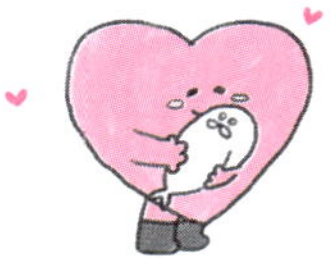

Q やってみたけれど、雑念だらけで集中できなかった…

A ダメでもOK！ できなかったこともそのまま受け入れましょう

マインドフルネスを実践してみたけれど全然集中できない…。しかし、がっかりしないでください！　マインドフルネスの考え方では、できた、できなかったの評価は不要。ありのままの状態を受け入れて、毎日続けてみましょう。眉間や頬、口周りなど顔の筋肉や肩、首の力を抜くのもリラックスのポイントです。

若返るメンタルケア③

笑いは最強の"元気玉"。快楽ホルモンがドバーッと出て、脳も体も元気になる！

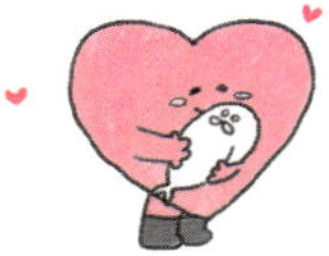

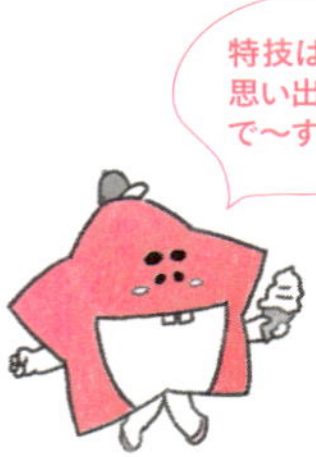

僕が開発した自律神経の状態とストレス度を測るセンサーで実験したところ、笑うことで、交感神経が優位なら副交感神経が上がり、副交感神経が優位なら交感神経が上がるという結果が出ました。つまり、笑いは乱れた自律神経を整え、メンタルを強くしてくれるのです。カリフォルニアのロマ・リンダ大学の研究では、自分が大笑いしそうだと予感するだけで、快感物質のエンドロフィンの分泌が高まることが報告されていますし、現在進めている、吉本興業、近畿大学、奈良県立医科大学との研究では、笑いの新たな効果が発見されるかもしれません。

辛いときこそ、にっこりと笑顔を作りましょう。楽しい予感に、脳は幸せホルモンを分泌し、本当に楽しい気持ちになります。思い出し笑いも、最高のメンタルケアですよ。

笑いで体は活性化する！

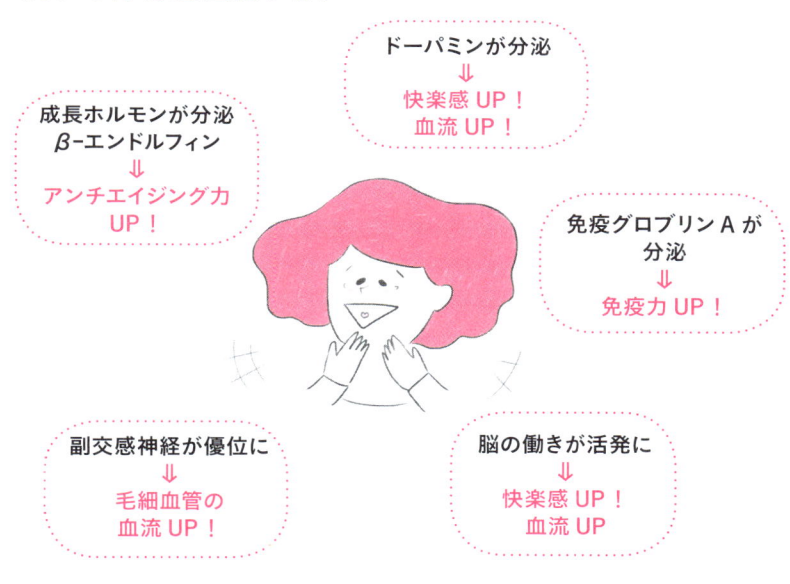

ドーパミンが分泌
⇓
快楽感 UP！
血流 UP！

成長ホルモンが分泌
β-エンドルフィン
⇓
アンチエイジング力 UP！

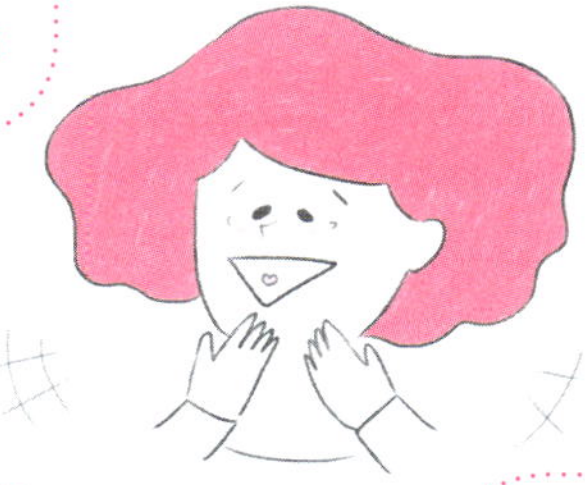

免疫グロブリン A が分泌
⇓
免疫力 UP！

副交感神経が優位に
⇓
毛細血管の血流 UP！

脳の働きが活発に
⇓
快楽感 UP！
血流 UP

Q テレビのお笑い番組はちょっと苦手なんです…

A 落語もおすすめです！

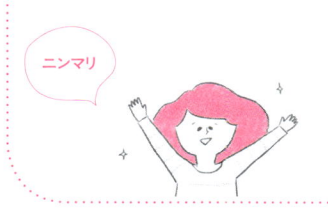

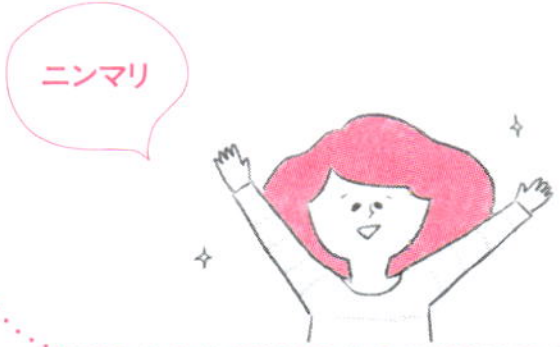

お笑いやコメディーが苦手なら、落語はいかが？　落語はオチがわかるからつまらない…と思っている人もいるかもしれませんが、“笑いの予感”もメンタルケアには有効。オチを目前に、ニンマリするだけで快楽ホルモンや成長ホルモンは分泌されるので、好きな演目の DVD を持っておけば、メンタルケアに役立つでしょう。

若返るメンタルケア④

触れあいは究極の癒やし術。幸せホルモン効果で心も体もリラックス

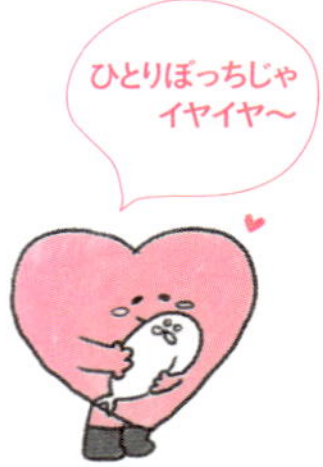

ひとりぼっちでいることは、人間関係によるストレスが減るように思われますが、コミュニケーションによって生まれる「癒やし」が減り、幸福感が薄れてイライラしやすくなったり、ネガティブになることも。ネガティブな思考は、心に負担をかけ、交感神経を優位にし、ストレス系のホルモンを増やしてしまいます。まさにネガティブの悪循環です。

こうした状況の脱却に効くのは、「幸せホルモン」のオキシトシンです。オキシトシンは、他者との触れあい、共感、関心を持つことによって分泌されます。ひとりの世界にいても分泌が促されることはありません。気持ちが落ち込むときほど、積極的に人と関わる意識を持ちましょう。触れあう時間は、心を穏やかにするための大切な時間なのです。

幸せホルモン・オキシトシンUP術

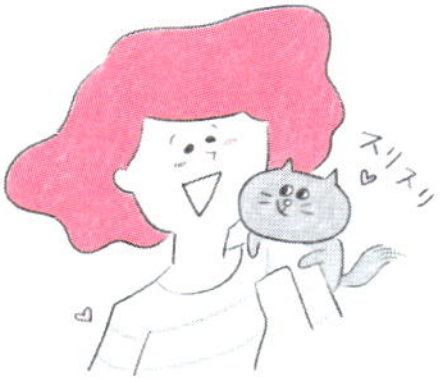

家族、恋人、友人、
ペットと触れあう

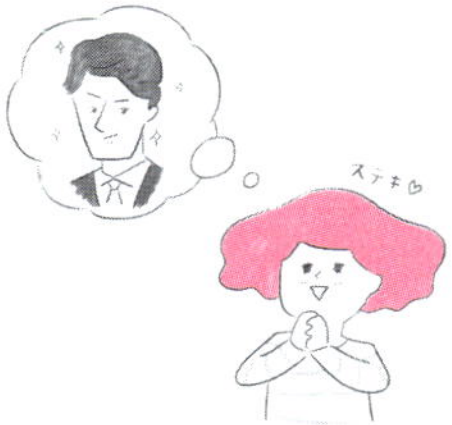

人に関心を持つ

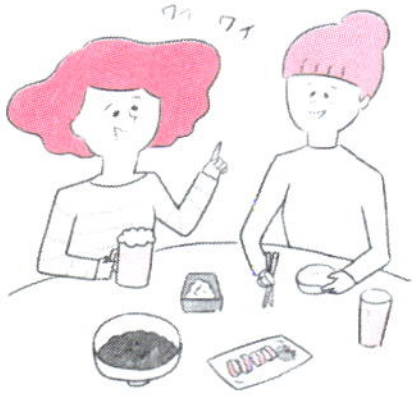

居酒屋で同僚と
おしゃべりをする

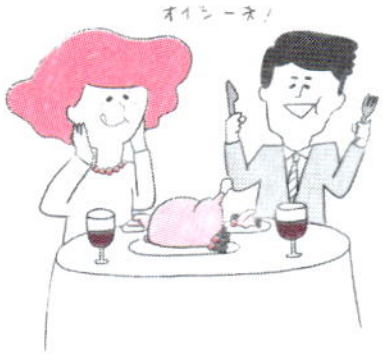

誰かと一緒に
美味しいものを食べる

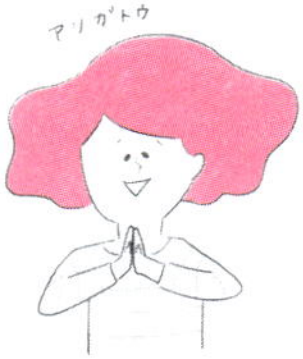

「ありがとう」と言う

オキシトシンを増やすコツは「五感を刺激する」「人や生き物と触れあう」「共感する」「感謝の気持ち」。ひとりぼっちでは、これらは実践できません。人と接する機会を増やしていきましょう。

Q　恋愛ゲームでも
効果はある？

A　残念ながら、あまり
効果を期待できません

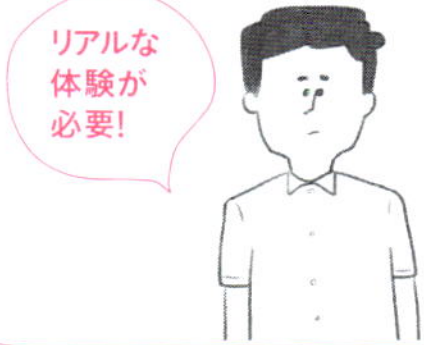

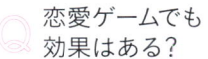

オキシトシンは、ゲームやマンガにおけるコミュニケーションでは、あまり分泌されません。生き物や人間との触れあいが難しい場合は、植物の世話をすることから始めてみませんか？　世話をし、成長を見守ることで愛情が生まれれば、オキシトシンも分泌されます！

若返るメンタルケア⑤

ポジティブな気持ちで アンチエイジング ホルモンが増え、 心も体も若返る！

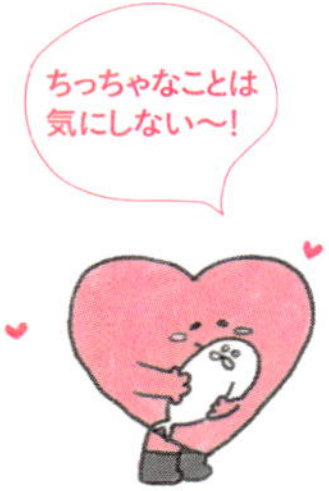

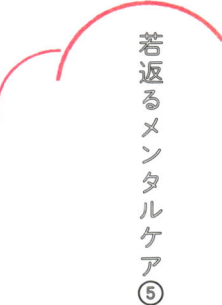

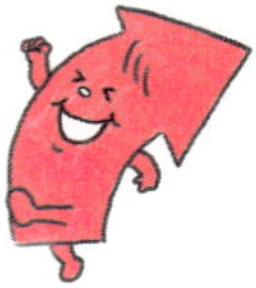

この世はストレスだらけ。しかし、これをストレスと思うかどうかは自分次第です。「ものは考えようだ」と言いますが、まさにそのとおりです。いやなことでも、イヤイヤやるのではなく、自分なりの目標や楽しみを見つけて取り組めば、「幸せホルモン」のオキシトシンが分泌され、ほどよいストレスによって成長ホルモンが分泌されます。逆にストレスだと感じると、「老化ホルモン」のコルチゾールが分泌され、メンタルだけでなく体までどんより老け込んでしまうのです。どっちを選ぶべきかは、一目瞭然ですね。

ストレスは、溜め込むよりも適度に流せる鈍感力を磨きましょう。これも心身をいつまでも元気でキレイに保つためのコツなのです。

ポジティブ発想は転換力が大切！

難しい仕事を任された

神経ピリピリ、必死の形相

↓

「どうして自分だけがこんなに辛い目に遭うんだ！」

→交感神経が優位になり、血流が悪化！
→ストレスホルモンのコルチゾールが過剰に分泌！
→フリーラジカルも大量発生！

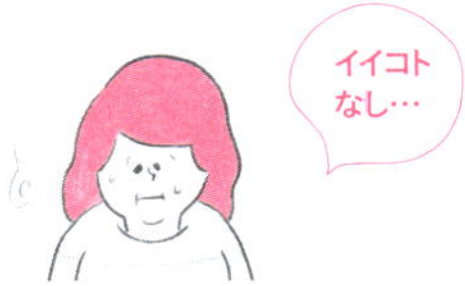
イイコト
なし…

難しい仕事を任された

けれど、やりがいがある！

↓

「突破口を探すぞー。興味津々！　楽しみ！」

→自律神経のバランスが乱れない
→幸せホルモンのオキシトシンが分泌！
→よいストレスで成長ホルモンが分泌！

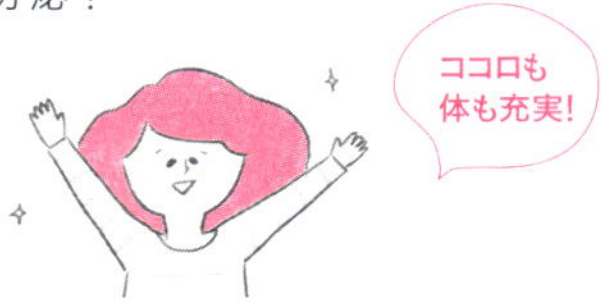
ココロも
体も充実!

カッとなったときの対処法

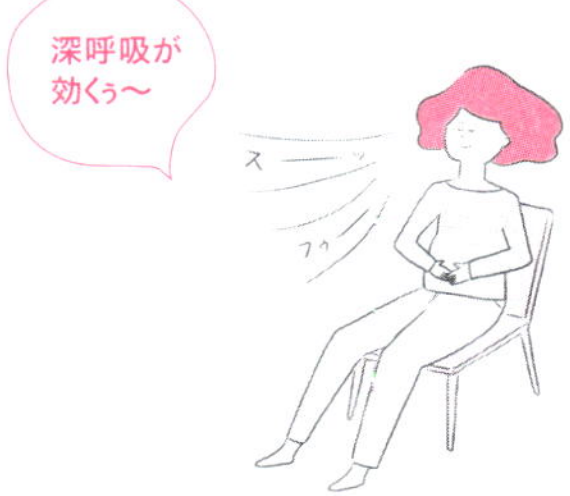
深呼吸が
効くぅ～

人間には防御本能があります、嫌なことが急に起こるとそれに反応して頭に血がのぼることは自然なことです。どんなときに不快に感じるかを整理し、想定しておくことで気持ちを鎮める余裕ができます。気持ちを静めるおすすめの方法は、深呼吸（190ページの呼吸法を参照）。覚えておけば、きっと役に立つはずです。

ハーバード大学

Dr. 根来レポ⑥

他人事ではない認知症…。ものぐさな人は危険！

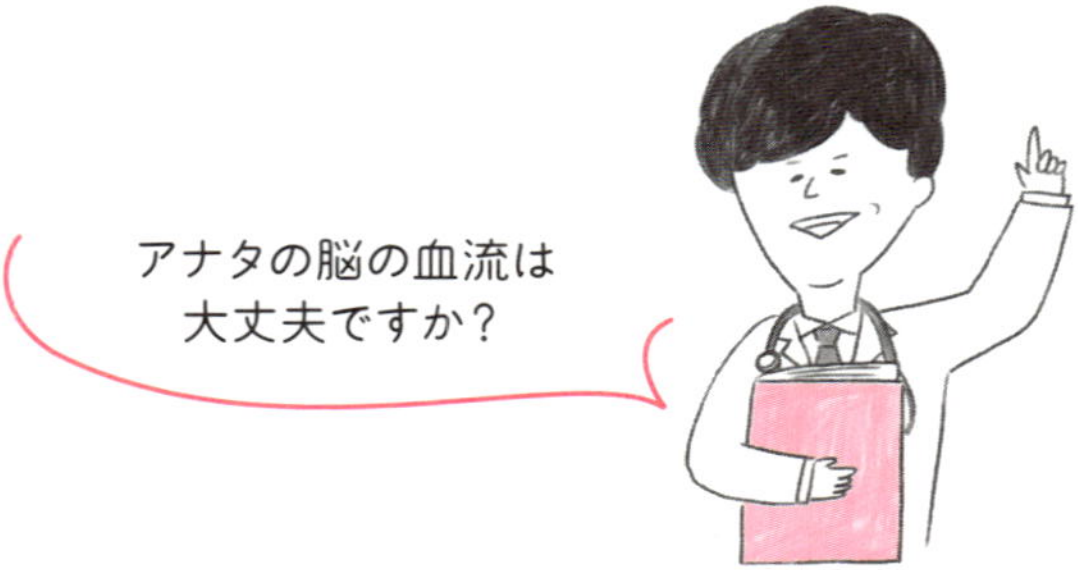

2015年1月、厚生労働省により発表された「2025年の認知症患者の予測数」は、現状の約1.5倍となる700万人超。これに軽度認知障害の患者数を加えると、約1300万人となり、65歳以上の3人に1人が認知症患者とその予備軍ということになります。

もう、他人事とはいえないほど、罹患者が急増している認知症ですが、どのような病気なのか、正しく知らない人もたくさんいるでしょう。

認知症とは脳の細胞が死んでしまったり、働きが悪くなってしまったために、さまざまな障害が起こり、生活に支障をきたす状態です。加齢による物忘れとは性質が異なり、自覚がないのが最大の特徴。物忘れも、固有名詞が出てこないなど、一部分を忘れるのではなく、物事がすっぽりと抜け落ちるように忘れてしまい、ヒントを与えても思い出すことができません。

認知症にはいくつかの種類がありますが、その代表が「アルツハイマー型認知症」と「脳血管性認知症」です。「アルツハイマー型」は女性に多く、脳に溜まった老廃物の影響で脳が萎縮し、多くの脳神経細胞が死滅。物忘れ、妄想、徘徊の症状がみられます。「脳血管性」は、脳の血管が詰まったり、出血することで、周辺の細胞が死滅し部分的に機能が停止。物忘れや手足の麻痺のほか、感情のコントロールができなくなり、怒る、泣くなどの症状が出やすくなります。

残念なことに、一度壊れてしまった脳

ハーバード大学

Dr. 根来レポ⑥

の神経細胞はもとに戻りません。だからこそ、少しでも早く、認知症予防に取り組むことこそが大切なのです。

　インターネット上や各メディアで、さまざまな認知症予防法が飛び交っていますが、たしかにいえるのは脳の毛細血管を元気にし、血液を巡らせることが、最大の認知症予防だということです。そのためには、規則正しく十分な睡眠を取り、適度な運動をして自律神経を整えることが大切です。睡眠不足は血糖値と血圧を上昇させ、毛細血管や血液にダメージを与えます。また、血糖値を急上昇させたり、高血糖が続くような食事も、毛細血管が劣化する原因。抗酸化食材を取り入れて、血液や血管を酸化から守ることも大切です。

　脳の血流を増やすためには、五感と体を使って行う、料理や書道、絵画、生け花、声を出して行う朗読なども有効。わからないことが出たら、すぐにスマホで調べるのではなく、考えて思い出す習慣を身につけましょう。脳を働かせることで、血流がよくなり、情報伝達機能の訓練にもつながります。

認知症は、どうして起こる？

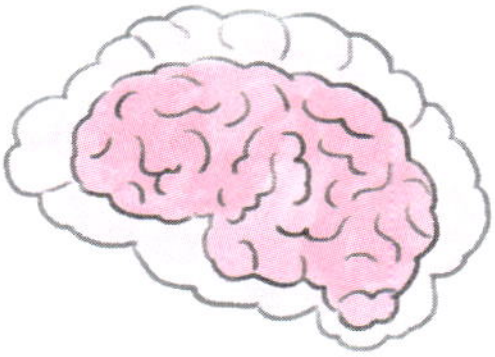

アルツハイマー型認知症

脳の細胞がゆっくりと死んで脳が萎縮する

脳神経細胞の老廃物が蓄積し、神経細胞の減少、脱落が起こり、脳（大脳皮質）が萎縮。女性に多く、主な症状に、物忘れ、妄想、徘徊などがある。

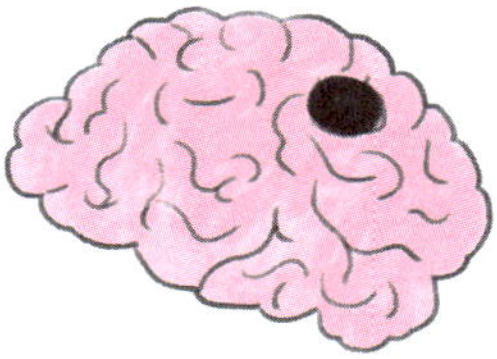

脳血管性認知症

脳の血管が詰まって一部の細胞が死ぬ

若年性認知症に多い。脳血管に梗塞や出血が起こり、部分的に脳細胞が死んで機能が停止。物忘れや手足のしびれ、感情が制御不能になるなどの症状がある。

今からできる！

認知症予防

1.

毛細血管を元気に！

脳の毛細血管が元気なら、脳梗塞や脳に老廃物が溜まる確率が低下。体内時計、自律神経を整えましょう。

2.

血液をサラサラに！

血液サラサラ作用のある青魚を週1回以上食べることで血液がサラサラになり、認知症が減るという研究データも。

3.

五感と体を動かす！

五感と体を使うことで、脳の情報伝達機能を鍛えることができます。ウォーキングも効果大（166ページ参照）。

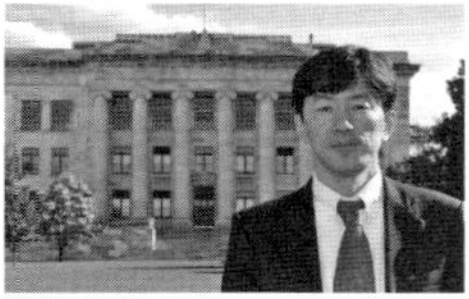

根来 秀行（ねごろ ひでゆき）

医師、医学博士。東京大学大学院医学系研究科内科学専攻博士課程修了。ハーバード大学医学部客員教授、パリ大学医学部客員教授、フランス国立保健医学研究機構客員教授、杏林大学医学部客員教授、事業構想大学院大学理事・教授。専門は内科学、腎臓病学、抗加齢医学、睡眠医学など多岐にわたり、最先端の臨床、研究、医学教育で国際的に活躍中。『老けない、太らない、病気にならない 24 時間の過ごし方』（幻冬舎）、『「毛細血管」は増やすが勝ち！』（集英社）など著書多数。

ブックデザイン
阿部美樹子
イラスト
Meppelstatt
編集・執筆協力
藤岡操

見《み》た目《め》とカラダとココロが
まいにち若返《わかがえ》る人《ひと》の習慣《しゅうかん》

2017 年 12 月 20 日　第 1 刷発行

著　者 …… 根来《ねごろ》　秀行《ひでゆき》
発行者 …… 中村　誠
印刷所 …… 株式会社光邦
製本所 …… 株式会社光邦
発行所 …… 株式会社日本文芸社
〒 101-8407　東京都千代田区神田神保町 1-7
TEL 03-3294-8931（営業）　03-3294-8920（編集）

Printed in Japan　112171207-112171207 Ⓝ01
ISBN978-4-537-21536-6　URL http://www.nihonbungeisha.co.jp/

（編集担当：河合）